H.-J. TRAPPE · H.-P. SCHUSTER
Herausgeber

Die Notfalltherapie bei akuten Herzrhythmusstörungen

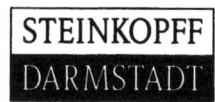
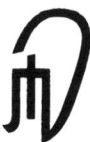

Prof. Dr. med. H.-J. Trappe
Universitätsklinik Marienhospital Herne
Medizinische Klinik II
Ruhr-Universität Bochum
Hölkeskampring 40
D-44625 Herne

Prof. Dr. med. H.-P. Schuster
Städtisches Krankenhaus Hildesheim
Medizinische Klinik I
Akademisches Lehrkrankenhaus der
Medizinischen Hochschule Hannover
Weinberg 1
D-31134 Hildesheim

Dieses Werk ist urheberrechtlich geschützt. Die dadurch begründeten Rechte, insbesondere die der Übersetzung, des Nachdrucks, des Vortrags, der Entnahme von Abbildungen und Tabellen, der Funksendung, der Mikroverfilmung oder der Vervielfältigung auf anderen Wegen und der Speicherung in Datenverarbeitungsanlagen, bleiben, auch bei nur auszugsweiser Verwertung, vorbehalten. Eine Vervielfältigung dieses Werkes oder von Teilen dieses Werkes ist auch im Einzelfall nur in den Grenzen der gesetzlichen Bestimmungen des Urheberrechtsgesetzes der Bundesrepublik Deutschland vom 9. September 1965 in der jeweils geltenden Fassung zulässig. Sie ist grundsätzlich vergütungspflichtig. Zuwiderhandlungen unterliegen den Strafbestimmungen des Urheberrechtsgesetzes.

ISBN 978-3-7985-1294-8   ISBN 978-3-642-57631-7 (eBook)
DOI 10.1007/978-3-642-57631-7

http://www.steinkopff.springer.de

© Springer-Verlag Berlin Heidelberg 2001
Ursprünglich erschienen bei Steinkopff-Verlag Darmstadt 2001

Die Wiedergabe von Gebrauchsnamen, Handelsnamen, Warenbezeichnungen usw. in diesem Werk berechtigt auch ohne besondere Kennzeichnung nicht zu der Annahme, dass solche Namen im Sinne der Warenzeichen- und Markenschutz-Gesetzgebung als frei zu betrachten wären und daher von jedermann benutzt werden dürften.

Produkthaftung: Für Angaben über Dosierungsanweisungen und Applikationsformen kann vom Verlag keine Gewähr übernommen werden. Derartige Angaben müssen vom jeweiligen Anwender im Einzelfall anhand anderer Literaturstellen auf ihre Richtigkeit überprüft werden.

Verlagsredaktion: Sabine Ibkendanz – Herstellung: Holger Frey
Umschlaggestaltung: Erich Kirchner, Heidelberg (Der Notarztwagen als Umschlagmotiv, wurde uns von der Fa. MAURITIUS, Die Bildagentur GmbH zur Verfügung gestellt)
Satz: K + V Fotosatz, Beerfelden

H.-J. Trappe, H.-P. Schuster (Herne/Hildesheim)	Editorial: Die Notfalltherapie bei akuten Herzrhythmusstörungen	1

1. Teil

H.-J. Trappe, H.-P. Schuster (Herne/Hildesheim)	Die Bedeutung von klinischen Befunden und Oberflächen-EKG für Diagnose und Therapie von Herzrhythmusstörungen	3

2. Teil

H.-J. Trappe, L.-M. Rodriguez, J.L.R.M. Smeets, P. Weismüller (Herne/Maastricht)	Diagnostik und Therapie von Tachykardien mit schmalem QRS-Komplex	15
H.-J. Trappe, L.-M. Rodriguez, J.L.R.M. Smeets, P. Pfitzner (Herne/Maastricht)	Diagnostik und Therapie von Tachykardien mit breitem QRS-Komplex	28

3. Teil

P. Weismüller, K.M. Heinroth, K. Werdan, H.-J. Trappe (Herne/Halle-Wittenberg)	Die Notfalltherapie bradykarder Herzrhythmusstörungen	40
M. Meine, P. Pfitzner, B. Voigt, H.-J. Trappe (Herne)	Akute Herzrhythmusstörungen bei Schrittmacher- und Defibrillatorpatienten	51

4. Teil

Deutsche Gesellschaft für Kardiologie – Herz- und Kreislaufforschung (Düsseldorf)	Richtlinien für die Durchführung der nichtinvasiven Diagnostik von Rhythmusstörungen	69
Deutsche Gesellschaft für Kardiologie – Herz- und Kreislaufforschung (Düsseldorf)	Leitlinien zur Implantation von Defibrillatoren	78

H.-J. Trappe
H.-P. Schuster

Die Notfalltherapie bei akuten Herzrhythmusstörungen

Herzrhythmusstörungen sind in der Intensiv- und Notfallmedizin nicht selten, stellen aber die behandelnden Ärzte aufgrund der Komplexität von Diagnostik und Therapie supraventrikulärer und ventrikulärer Arrhythmien häufig vor große Probleme (2). Während supraventrikuläre Rhythmusstörungen in der Regel ohne prognostische Relevanz sind, erliegen in der Bundesrepublik Deutschland etwa 100 000 Patienten pro Jahr einem plötzlichen Tod, der in 65–80% der Fälle durch tachykarde ventrikuläre Rhythmusstörungen hervorgerufen wird. Bradykardien spielen als ursächlicher Faktor eines Herz-Kreislauf-Stillstandes eine eher untergeordnete Rolle und werden in 5–20% der Patienten beobachtet (3).

Dem Notfall- und Intensivmediziner begegnen Patienten mit akuten Herzrhythmusstörungen relativ häufig; sie müssen schnell und richtig diagnostiziert werden, damit bei exakter Diagnose eine adäquate Behandlung eingeleitet werden kann und die Akutsituation schnell zu lösen ist. Gerade die notfallmäßige Diagnostik, allein aus klinischen Befunden und dem Oberflächen-Elektrokardiogramm, ist häufig schwierig und für den in der Rhythmologie weniger erfahrenen Intensiv- oder Notfallmediziner verwirrend (2). Die verschiedenen, für die Akuttherapie zur Verfügung stehenden therapeutischen Möglichkeiten, reichen von einfachen vagalen Manövern bis hin zu invasiven Techniken der Katheterablation als Notfalleingriff bei „unaufhörlichen", anderweitig nicht beherrschbaren Tachykardien (4).

Die aktuellen Aspekte der Diagnostik und Therapie supraventrikulärer und ventrikulärer Rhythmusstörungen wurden im Herbst/Winter 2000/01 in einer Serie „*Die Notfalltherapie bei akuten Herzrhythmusstörungen*" der Zeitschrift für Intensivmedizin und Notfallmedizin vorgestellt, die der vorliegende Band zusammenfasst. Er ist in vier Teile gegliedert, die sich systematisch mit allen Problemen von Rhythmusstörungen in der Akut- und Notfallmedizin beschäftigen, von der klinischen Symptomatik bis hin zur Differentialtherapie. In einem einleitenden Kapitel wird die Bedeutung klinischer Befunde für die Differentialdiagnose tachykarder Rhythmusstörungen vorgestellt, die im Notfall einfach und schnell zu erheben sind und oft für die richtige Diagnose wegweisend sind. Typische Befunde des Oberflächen-Elektrokardiogramms im Sinusrhythmus, die Patienten mit einem Risiko lebensbedrohlicher ventrikulärer Rhythmusstörungen identifizieren, werden diskutiert und in ihrer klinischen Relevanz vorgestellt.

Im zweiten Teil stehen zunächst differentialdiagnostische Überlegungen von tachykarden Rhythmusstörungen mit schmalem QRS-Komplex (QRS-Breite <0,12 s) im Mittelpunkt. Schmale QRS-Komplex-Tachykardien sind in der Notfall- und Intensivmedizin relativ häufig, die vorliegenden Rhythmusstörungen reichen von Sinustachykardien bis hin zum lebensgefährlichen tachykarden Vorhofflimmern bei Überleitung über eine akzessorische Leitungsbahn. Die unterschiedlichen therapeutischen Strategien werden für jede Rhythmusstörung im Einzelnen vorgestellt, und die wichtigsten und im Notfall am häufigsten verwendeten Medikamente diskutiert.

Prof. Dr. med. H.-J. Trappe (✉)
Universitätsklinik Marienhospital Herne
Medizinische Klinik II
Ruhr-Universität Bochum
Hölkeskampring 40
D-44625 Herne

Prof. Dr. med. H.-P. Schuster
Städtisches Krankenhaus Hildesheim
Medizinische Klinik I
Akademisches Lehrkrankenhaus
der Medizinischen Hochschule Hannover
Weinberg 1
D-31134 Hildesheim

Tachykardien mit breiten QRS-Komplexen (QRS-Breite ≥0,12 s) können bei supraventrikulären und ventrikulären Rhythmusstörungen beobachtet werden, finden sich aber häufiger bei Kammertachykardien, Kammerflattern oder Kammerrflimmern und haben daher meistens eine prognostische Relevanz (5). Wegweisende diagnostische Befunde, die leicht im Oberflächen-EKG erhoben werden können, werden im zweiten Kapitel dieses Teils besprochen. Die unterschiedlichen therapeutischen Ansatzpunkte, die neben der spezifischen antiarrhythmischen Therapie zur Tachykardieterminierung auch Maßnahmen zur Ischämiebehandlung oder Verbesserung einer eingeschränkten linksventrikulären Pumpfunktion berücksichtigen müssen, werden für jede tachykarde Rhythmusstörung ausführlich besprochen.

Bradykarde Herzrhythmusstörungen spielen in der Intensiv- und Notfallmedizin eher eine untergeordnete, aber nicht minder wichtige Rolle. Diagnostische und therapeutische Aspekte dieser Notfallsituationen werden im dritten Teil vorgestellt. Im Blickpunkt steht der Patient mit niedrigen Herzfrequenzen, die unter verschiedensten Bedingungen, oft im Zusammenhang mit frischen Myokardinfarkten auftreten, mitunter prognostische Relevanz haben und umgehende therapeutische Maßnahmen erfordern, wenn der Patient nicht gefährdet werden soll.

Die Versorgung von akuten Herzrhythmusstörungen bei Schrittmacher- und Defibrillatorpatienten ist mitunter ein großes Problem der Akutmedizin. Nicht nur die Diagnostik der vorliegenden Rhythmusstörungen ist vielfach schwierig, sondern auch die Auswahl der möglichen therapeutischen Alternativen. Es ist oft unklar, welche Behandlungsmaßnahmen durchgeführt werden können, ohne den Patienten zu gefährden und ohne die implantierten Aggregate (Schrittmacher oder Defibrillator) zu beschädigen. Unklarheiten gibt es auch über das geeignete Vorgehen bei solchen Patienten in Reanimationssituationen. Im zweiten Beitrag zu diesem dritten Teil des Bandes wird dieser wichtige Aspekt besprochen, verbunden mit Empfehlungen für notwendige und ungefährliche Diagnostik und Therapie.

Die Vorstellung diagnostischer und therapeutischer Konzepte für Patienten mit akuten bradykarden oder tachykarden Herzrhythmusstörungen soll eine Hilfe für den in Notfall- oder Intensivmedizin tätigen Kollegen sein. Es wurde bewusst auf überflüssige Einzelheiten oder verwirrende differentialdiagnostische/therapeutische Konzepte im Management von Patienten mit Herzrhythmusstörungen verzichtet, sondern das Augenmerk auf einfache, leicht zu erhebende Befunde gelegt und auf eindeutige Vorschläge zur Akuttherapie. Unsere Serie von Beiträgen erhebt nicht den Anspruch auf Vollständigkeit und nicht den Anspruch von Leitlinien (1). Zur Abrundung unseres Sammelbandes fügen wir – mit freundlicher Genehmigung der Deutschen Gesellschaft für Kardiologie – im abschließenden vierten Teil zwei aktuelle themenbezogene Richtlinien bzw. Leitlinien der DGK hinzu.

Literatur

1. Ryan TJ, Antman EM, Brooks NH, Califf RM, Hillis D, Hiratzka LF, Rapaport E, Riegel B, Russell RO, Smith III EE, Weaver WD (1999) 1999 Update: ACC/AHA guidelines for the management of patients with acute myocardial infarction: executive summary and recommendations. A report of the American College of Cardiology/American Heart Association Task Force on Practice Guidelines (Committe on management of acute myocardial infarction). Circulation 100:1016–1030

2. Trappe HJ, Klein H, Lichtlen PR (1992) Fehldiagnosen bei kardialen Arrhythmien. In: Kirch W (Hrsg) Fehldiagnosen in der Inneren Medizin. Gustav Fischer Verlag, Stuttgart Jena New York, S 91–111

3. Trappe HJ, Klein H, Lichtlen PR (1992) Ursachen des akuten Herz-Kreislauf-Stillstandes. Internist 33:289–294

4. Trappe HJ (2000) Diagnosis and treatment of tachycardias. In: Vincent JL (Hrsg) 2000 – Yearbook of intensive care and emergency medicine. Springer-Verlag, Berlin Heidelberg New York, S 638–648

5. Wellens HJJ, Brugada P (1987) Sudden cardiac death: a multifactorial problem. In: Brugada P, Wellens HJJ (Hrsg) Cardiac arrhythmias. Where to go from here? Futura Publishing Company, Mount Kisco, New York, S 391–400 (1987)

H.-J. Trappe
H.-P. Schuster

Die Bedeutung von klinischen Befunden und Oberflächen-EKG für Diagnose und Therapie von Herzrhythmusstörungen

Clinical findings and surface ECG in emergency decision making

Summary In cardiac emergencies, the correct diagnosis of the underlying cause is the first step to optimal treatment. For accurate and effective decision-making in cardiac emergencies, careful search for clues during the physical examination and an informed and systematic approach to the 12-lead electrocardiogram (ECG) is necessary. Important physical findings in supraventricular tachycardias are neck vein pulsations ("frog sign"); this sign is typical for the presence of AV nodal reentrant or circus movement tachycardias. In atrial fibrillation, irregular pulsations in the neck veins are present. The physical signs of AV dissociation (present in $\approx$ 50% of all ventricular tachycardias) are irregular A waves in the jugular pulse, beat-to-beat changes in systolic blood pressure and varying intensity of the first heart sound. Typical ECG signs are visible during sinus rhythm in some patients at risk for life-threatening ventricular arrhythmias and/or sudden death. The most common type is preexcitation (WPW syndrome) with the trias Δ – wave, short PR interval and ST segment depression. In the Brugada syndrome the ECG typically shows right bundle branch block with ST segment elevation in leads V_1–V_3. The predominant feature in the long QT syndrome is QT prolongation; the QT interval in these pts is > 550 ms, the QTc averages > 0.39 s in males and > 0.44 s in females. Arrhythmogenic right ventricular (RV) dysplasia/cardiomyopathy is characterized by peculiar RV involvement and electrical instability. Epsilon waves or localized prolongation (> 110 ms) of QRS in V_1–V_3 with/without inverted T waves in V_2–V_3 are typical ECG findings. Careful physical examination and correct interpretation of the ECG in the emergency situation leads to a better outcome for many of the patients. Correct treatment based on an understanding of the mechanism that caused the cardiac emergency may not only be lifesaving in the immediate situation but may also improve the quality of life.

Key words Surface ECG – cardiac arrhythmias – cardiac emergencies – Brugada syndrome – long QT syndrome – arrhythmogenic right ventricular dysplasia/cardiomyopathy

Zusammenfassung Bei kardialen Notfällen ist die richtige Diagnose der vorliegenden Ursache der erste Schritt zur optimalen Behandlung. Für das richtige Vorgehen im Notfall ist eine sorgfältige klinische Untersuchung und systematische Analyse des 12-Kanal-EKGs notwendig. Wichtige klinische Zeichen von AV-Knoten-Reentry- oder circus movement Tachykardien sind das „Frosch-Zeichen" und unregelmäßige Halsvenenpulsationen bei Vorhofflimmern. Typische klinische Befunde einer AV-Dissoziation (Vorkommen bei $\approx$ 50% von Kammertachykardien) sind unregelmäßige „Kanonen-A-Wellen", unterschiedliche systolische Drücke und unterschiedliche Intensitäten des ersten Herztones. Bei einigen Patienten (Pt) mit hohem Risiko lebensgefährlicher ventrikulärer Arrhythmien

---

Eingegangen: 10. Juni 2000
Akzeptiert: 20. Juni 2000

Serie:
Die Notfalltherapie bei akuten Herzrhythmusstörungen
Herausgegeben von
H.-J. Trappe
und H.-P. Schuster

Prof. Dr. med. H.-J. Trappe (✉)
Universitätsklinik Marienhospital Herne
Medizinische Klinik II
Ruhr-Universität Bochum
Hölkeskampring 40
D-44625 Herne

Prof. Dr. med. H.-P. Schuster
Städtisches Krankenhaus Hildesheim
Medizinische Klinik I
Akademisches Lehrkrankenhaus
der Medizinischen Hochschule Hannover
Weinberg 1
D-31134 Hildesheim

und/oder eines plötzlichen Todes können typische EKG-Befunde während Sinusrhythmus erhoben werden: Bei Pt mit Präexzitationssyndrom (WPW-Syndrom) ist die Trias-Δ-Welle, kurze PR-Zeit und ST-Strecken Senkung zu sehen. Beim Brugada-Syndrom sind Rechtsschenkelblock und ST-Strecken-Hebungen in V_1–V_3 nachzuweisen. Das lange-QT-Syndrom ist durch QT-Zeit-Verlängerung definiert: Es finden sich absolute QT-Zeiten >550 ms und QT_c-Zeiten >0,39 s bei Männern und >0,44 s bei Frauen. Bei der arrhythmogenen rechtsventrikulären (RV) Dysplasie/Kardiomyopathie kommt es zu morphologischen Veränderungen des RV und elektrischer Instabilität. Das EKG zeigt ein Epsilon-Zeichen oder eine lokalisierte Verbreiterung von QRS (>110 ms) in V_1–V_3 mit/ohne T-Inversionen in V_2–V_3. In Notfallsituationen ist eine sorgfältige klinische Untersuchung und richtige EKG-Interpretation notwendig und führt bei vielen Pt zur erfolgreichen Behandlung. Die richtige Therapie ergibt sich aus der korrekten Diagnose der Rhythmusstörungen und setzt eine Klärung der Ursachen, die zum Notfall führten, voraus.

Schlüsselwörter Oberflächen-EKG – Herzrhythmusstörungen – kardiale Notfälle – Brugada-Syndrom – langes QT Syndrom – arrhythmogene rechtsventrikuläre Dysplasie/Kardiomyopathie

Einleitung

Das Auftreten von Herzrhythmusstörungen ist in der Intensivmedizin oft ein schwerwiegender Befund, der rasche gezielte diagnostische und therapeutische Maßnahmen erfordert (35). Die Behandlung von Patienten mit supraventrikulären oder ventrikulären Arrhythmien ist vielfach schwierig und stellt den Arzt häufig vor große Probleme (25). Neben der Frage, ob eine Rhythmusstörung überhaupt behandelt werden soll, muss entschieden werden, welches der zur Verfügung stehenden therapeutischen Verfahren für den Patienten am günstigsten ist und Nutzen bzw. Risiken einer Behandlung müssen sorgfältig gegeneinander abgewogen werden (10, 26). Von entscheidender Bedeutung in der Intensiv- und Notfallmedizin ist die rasche Diagnose der vorliegenden Rhythmusstörung, die anhand typischer klinischer Befunde und einer systematischen Analyse des Oberflächen-EKGs in >90% der Fälle gelingt, und die Erfassung der hämodynamischen Situation des Patienten während der Rhythmusstörung (27, 32). Eine falsche Diagnose und eine daraufhin eingeleitete inadäquate Therapie kann nicht nur zu einer ernsten Gefährdung des Patienten bis hin zur Kreislaufdekompensation und Reanimationspflichtigkeit führen, sondern auch unmittelbar zum Herz-Kreislauf-Stillstand und zum Tod eines Patienten (15). In der vorliegenden Arbeit sollen Tipps und Tricks aus klinischen Zeichen und Befunden im Oberflächen-EKG bei Sinusrhythmus vorgestellt werden, die zur richtigen Diagnose von Herzrhythmusstörungen führen, während in weiteren Beiträgen dieser Serie die Befunde von tachykarden Rhythmusstörungen mit schmalen oder breiten QRS-Komplexen und bradykarden Arrhythmien im Detail besprochen werden sollen.

Einteilung von Herzrhythmusstörungen

Es werden bradykarde (Herzfrequenz <60/min) und tachykarde Rhythmusstörungen (Herzfrequenz >100/min) unterschieden. Tachyarrhythmien werden unterteilt in solche mit schmalem QRS-Komplex (QRS-Dauer <0,12 s) und breitem QRS-Komplex (Dauer ≥ 0,12 s) (32). Bei Tachykardien mit schmalem QRS-Komplex ist anhand der Beziehung von Morphologie und Relation der P-Welle zum QRS-Komplex bei den meisten Patienten die Diagnose der vorliegenden Rhythmusstörung möglich (33). Auch bei Tachykardien mit breitem QRS-Komplex erlaubt das Oberflächen-EKG eine sichere Beurteilung supraventrikulärer und ventrikulärer Ursprungsorte und führt zur richtigen und für den Patienten adäquaten Behandlung. Die Differentialdiagnose von Tachykardien mit schmalem oder breitem QRS-Komplex im Tachykardie-EKG, wird an anderer Stelle dieser Serie im Detail besprochen. Für die Intensiv- und Notfallmedizin ist entscheidend, ob bei Vorstellung des Patienten weiterhin tachykarde Rhythmusstörungen vorliegen oder ob zwischenzeitlich ein Sinusrhythmus vorliegt (Abb. 1). In jedem Fall ist eine Klärung von Symptomatik, Grunderkrankung und Rhythmusstörung notwendig; dieses gilt nicht nur für die Akutsituation, sondern muss auch Strategien für den Langzeitverlauf umfassen (27).

Der Rhythmuspatient in Intensivstation oder Notfallaufnahme

Die notfallmäßige Vorstellung von Patienten mit Herzrhythmusstörungen erfordert eine klare Strategie zur schnellen Diagnostik und zur adäquaten Therapie (32). Zur Lösung der akuten Situation ist daher keine diagnostische oder therapeutische Polypragmasie geeignet, sondern die Durchführung weniger, aber gezielter Maßnahmen (25). In erster Linie ist dieses die sofortige Erhebung der Anamnese, entweder mit dem Patienten oder, falls dieses nicht möglich, durch Angehörige oder Begleitpersonen. Sofern die Situation es erlaubt (hämodynamische Stabilität des Patienten), muss eine kli-

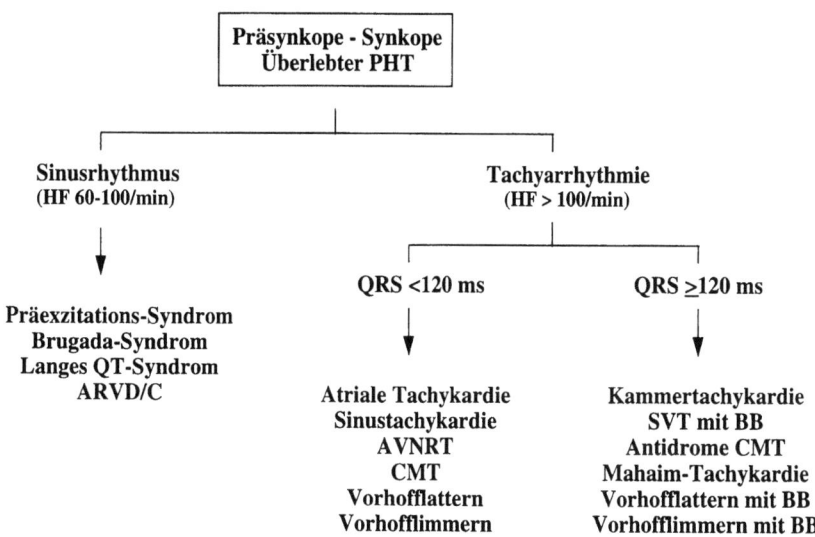

Abb. 1 Differentialdiagnosen bei Patienten mit tachykarden Rhythmusstörungen und Präsynkopen, Synkopen oder überlebtem plötzlichen Herztod. Abkürzungen: AVNRT = AV-Knoten-Reentry-Tachykardie, ARVD/C = Arrhythmogene rechtsventrikuläre Dysplasie/Cardiomyopathie, BB = Blockbild, CMT = Circus movement Tachykardie, HF = Herzfrequenz, min = Minute, ms = Millisekunde, PHT = plötzlicher Herztod, SVT = Supraventrikuläre Tachykardie

nische Untersuchung nicht nur charakteristische Befunde supraventrikulärer oder ventrikulärer Tachyarrhythmien erfassen, sondern auch orientierend wichtige Befunde des Herz-Kreislauf-Systems mitberücksichtigen (zusätzliche Herztöne, Herzgeräusche, Lungenstauung, Ödeme, Atmung, Bewusstsein usw.) (9). Das Aufzeichnen eines 12-Kanal-Oberflächen-EKGs schließt die notwendigen Maßnahmen zur Akutdiagnostik ab; aus den Ergebnissen von Anamnese, klinischen Befunden und EKG lässt sich eine definitive Diagnose stellen, die zur adäquaten Akutbehandlung führen muss. Bei Patienten, die notfallmäßig nach Präsynkope, Synkope oder überlebtem plötzlichen Tod vorgestellt werden, zum Zeitpunkt der Aufnahme aber wieder einen Sinusrhythmus haben, müssen ebenfalls Anamnese, klinischer Befund und Oberflächen-EKG klären, ob eine zu der Symptomatik passende „klassische elektrische" Erkrankung mit hohem Risiko erneuter schwerwiegender Rhythmusstörungen vorliegt oder ob andere Krankheiten differentialdiagnostisch berücksichtigt werden müssen (27, 32).

Klinische Befunde

Symptomatik

Die Symptome bradykarder oder tachykarder Rhythmusstörungen reichen vom asymptomatischen Patienten bis hin zum Patienten mit Herz-Kreislauf-Stillstand als schwerwiegendster Form einer malignen Arrhythmie (27). Palpitationen sind zwar häufige Symptome von Rhythmusstörungen, in ihrer Wertigkeit aber sehr unspezifisch. Tachykardien (Frequenz > 100/min) werden in der Regel vom Patienten sofort registriert und meistens als bedrohlich empfunden. Sie können paroxysmal auftreten, wenige Sekunden bis zu Stunden anhalten oder als Dauertachykardie („unaufhörliche" [incessant] Tachykardie mit mehr als 50% Tachykardie-Zyklen pro Tag) imponieren. Sie können plötzlich beginnen und plötzlich enden oder einen langsamen Anfang und ein langsames Ende haben. Während bei tachykarden Rhythmusstörungen supraventrikulären Ursprungs (AV-Knoten-Reentry-Tachykardien, ektop atriale Tachykardien, Tachykardien bei akzessorischen Leitungsbahnen) meistens keine weiteren Symptome angegeben werden, klagen Patienten mit ventrikulären Tachykardien oft über ein begleitendes Hitzegefühl. Anamnestische Hinweise mit Schwindel, Präsynkopen, Synkopen oder Absencen sollten bei sonst Herzgesunden an tachykarde Rhythmusstörungen bei langem QT-Syndrom oder Brugada-Syndrom denken lassen (28, 29, 31). Tachykardien, die bei körperlicher Belastung besonders bei jungen Patienten auftreten, können auf eine arrhythmogene rechtsventrikuläre Dysplasie/Kardiomyopathie hinweisen (5, 6).

Hämodynamik

Bradykarde oder tachykarde Herzrhythmusstörungen sind nicht als eigenständige Erkrankungen aufzufassen, sondern können bei zahlreichen kardialen und extrakardialen Erkrankungen sowie bei Elektrolytstörungen auftreten (Tab. 1). Während supraventrikuläre Tachykardien überwiegend bei Herzgesunden vorkommen, in der Regel gut toleriert werden und meistens nicht mit schwerwiegenden hämodynamischen Beeinträchtigungen einhergehen, sind ventrikuläre Tachykardien häufiger bei Patienten mit kardialer Grunderkrankung zu beobachten, werden oft schlecht toleriert und gehen mit Zeichen eines verminderten Herz-Zeit-Volumens (Angst, Unruhe, Schweißausbruch, Hypotonie) einher (12, 14). Je länger eine Tachykardie anhält, je höher die Tachykardie-Frequenz ist und je gravierender die linksventrikuläre

Tab. 1 Häufige Ursachen von tachykarden Herzrhythmusstörungen

Kardiale Ursachen
Koronare Herzkrankheit
Akute Ischämie (Präinfarktsyndrom, stabile Angina pectoris)
Chronisches Infarktstadium
Kardiomyopathie (dilatativ, hypertroph-obstruktiv, restriktiv)
Entzündliche Herzerkrankungen
Myokarditis
Perikarditis
Angeborene Herzklappenfehler
Erworbene Herzklappenfehler
Tumoren des Herzens
Hypertrophie des Herzens (arterielle Hypertonie)
QT-Syndrom (angeboren oder erworben)

Extrakardiale Ursachen
Elektrolytstörungen
Toxisch (Alkohol)
Lebererkrankungen (Hämochromatose)
Nierenerkrankungen
Hypo-, Hyperthyreose
Phäochromozytom
Autoimmunerkrankungen
Neuromuskuläre Erkrankungen (Friedreich-Ataxie)
Neoplastische Erkrankungen
Entzündliche Erkrankungen (Sarkoidose, Amyloidose)

Medikamentös bedingte Ursachen
Antiarrhythmika
Digitalis
Psychopharmaka (trizyklische Antidepressiva)

Körperliche Untersuchung

Eine sorgfältige klinische Untersuchung ist unabdingbare Voraussetzung für die Behandlung von Patienten mit tachykarden Herzrhythmusstörungen (25, 32). Als „Eckpfeiler" für die Differentialdiagnose supraventrikulärer und ventrikulärer Arrhythmien werden vor allem vier klinische Befunde angesehen, die bei jeder tachykarden Rhythmusstörung untersucht und beurteilt werden sollten: 1. Puls, 2. Halsvenenpulsationen, 3. systolischer Blutdruck, 4. Lautstärke des ersten Herztones. Diese leicht zu erhebenden klinischen Befunde erlauben in vielen Fällen bereits die Diagnose der vorliegenden Tachyarrhythmie und erleichtern damit Differentialdiagnose und therapeutisches Vorgehen.

1. Puls

Bei allen Typen supraventrikulärer und ventrikulärer Tachykardien ist der Puls regelmäßig (Tab. 2). Die Pulsfrequenz gibt keine Hinweise für Arrhythmietyp- oder -mechanismus. Bei Patienten mit Vorhofflimmern und Vorhofflattern, bei denen unterschiedliche AV-Überleitungen vorliegen, ist der Puls unregelmäßig (9). Bei Patienten mit Vorhofflattern und regelmäßiger AV-Überleitung kann ein regelmäßiger Puls vorliegen.

2. Halsvenenpulsationen

Typische Befunde im Bereich der Halsvenen erlauben in vielen Fällen bereits eine klinische Diagnose der vorliegenden Tachyarrhythmie (33). Bei Sinustachykardien und ektop atrialen Tachykardien werden keine abnormen Pulsationen in den Halsvenen beobachtet. Bei Vorhofflattern kommt es zum Auftreten von Flatterwellen, bei Vorhofflimmern zu irregulären Pulsationen in den Halsvenen. Das „Froschzeichen" ist ein charakteristischer Befund, der für das Vorliegen von AV-Knoten-Reentry-Tachykardien oder Tachykardien bei akzessori-

Pumpstörung ist, desto ausgeprägter sind die hämodynamischen Auswirkungen mit den Zeichen der Linksherzinsuffizienz bis hin zum Lungenödem und kardiogenen Schock (19). Es ist wichtig, darauf hinzuweisen, dass die Hämodynamik als diagnostischer Parameter für den Mechanismus einer Arrhythmie keine Bedeutung hat, sondern dass bei Rhythmusstörungen mit instabiler hämodynamischer Situation (Hypotonie, Kaltschweißigkeit, Schweißausbruch, Zentralisation) als therapeutische Maßnahme eine sofortige Kardioversion erfolgen muss, unabhängig von Arrhythmietyp oder -mechanismus (32).

Tab. 2 Klinische Zeichen zur Differentialdiagnose supraventrikulärer und ventrikulärer Tachyarrhythmien (modifiziert nach Wellens (32))

Tachykardie	Puls	Halsvenen	Blutdruck	1. HT
Sinustachykardie	regelmäßig	unauffällig	konstant	konstant
Atriale Tachykardie	regelmäßig	unauffällig	konstant	konstant
VH-Flattern (2:1 ÜL)	regelmäßig	Flatterwellen	konstant	konstant
VH-Flattern (unreg. ÜL)	unregelmäßig	unreg. Puls.	wechselnd	wechselnd
Vorhofflimmern	unregelmäßig	unreg. Puls.	wechselnd	wechselnd
AVNRT	regelmäßig	„Froschzeichen"	konstant	wechselnd
CMT bei ALB	regelmäßig	„Froschzeichen"	konstant	wechselnd
Ventrikuläre Tachykardie	regelmäßig	unreg. Puls.	wechselnd	wechselnd

Abkürzungen: ALB = akzessorische Leitungsbahn, AVNRT = AV-Knoten-Reentry-Tachykardie, CMT = „circus movement tachycardia", Puls = Pulsationen, VH = Vorhof, unreg = unregelmäßige, ÜL = Überleitung

scher Leitungsbahn spricht: Bei diesen Rhythmusstörungen kommt es zu einer „Propfung" im Bereich der Halsvenen durch simultane Kontraktionen von Vorhöfen und Kammern und zu schnellen, regulären Venenpulsationen im Nacken/Halsbereich, die an das rhythmische Atmen eines Frosches erinnern („frog sign"). Bei ventrikulären Tachykardien sind Zeichen einer AV-Dissoziation mit irregulären Vorhofwellen im Bereich der Halsvenen bei circa 50% der Patienten nachzuweisen. Bei Kammertachykardien kommt es zu Kontraktionen von Vorhöfen und Kammern, die voneinander unabhängig sind; die Vorhöfe kontrahieren mitunter gegen die geschlossenen AV-Klappen (bei simulataner Kontraktion der Kammern) und bedingen einen Rückfluss des Blutes in die Halsvenen. Dieses führt zum klinischen Bild von „Kanonen-A-Wellen" („cannon A waves"), die im Bereich der Jugularvenen zu beobachten sind.

3. Systolischer Blutdruck

Der systolische Blutdruck ist bei allen Formen supraventrikulärer Tachykardien konstant, sieht man einmal von Vorhofflimmern oder Vorhofflattern mit unregelmäßiger AV-Überleitung ab. Bei diesen Arrhythmien variieren die systolischen Blutdrücke. Bei Patienten mit ventrikulären Tachykardien kommt es durch AV-Dissoziation zu einem unterschiedlichen Füllungsverhalten der Ventrikel, das sich in unterschiedlichen systolischen Blutdrücken wiederspiegelt: Ein typischer Befund bei ventrikulären Tachykardien, der leicht zu erheben ist, besteht im Nachweis einer regelmäßigen Tachykardie und systolischer Blutdrücke, die von Schlag zu Schlag variieren (Tab. 2).

4. Lautstärke des ersten Herztones

Der erste Herzton markiert den Beginn der ventrikulären Systole und wird durch den Schluss von Mitral- und Trikuspidalklappe hervorgerufen. Gewöhnlich ist der erste Herzton am lautesten über der Herzspitze zu auskultieren, zeitweise auch im Bereich des 4. Interkostalraumes links parasternal. Die Lautstärke des ersten Herztones ist für die Differentialdiagnose von supraventrikulären und ventrikulären Tachykardien wichtig: Während bei supraventrikulären Tachykardien die Lautstärke des ersten Herztones konstant ist, werden unterschiedliche Lautstärken bei Vorhofflimmern und ventrikulären Tachykardien beobachtet: Bei Vorhofflimmern kommt es zu verschiedenen unterschiedlichen Lautstärken des ersten Herztones, bei Kammertachykardien dagegen zu Lautstärkeunterschieden die nur von Schlag zu Schlag variieren (Tab. 2). Dieses Verhalten wird dadurch erklärt, dass es während einer AV-Dissoziation zu unterschiedlichen Positionen der AV-Klappen zum Zeitpunkt der Kontraktion der Ventrikel kommt.

Oberflächen-Elektrokardiogramm

Voraussetzungen

Für die Diagnostik von Herzrhythmusstörungen ist ein 12-Kanal-Oberflächen-EKG notwendig, da nur die Gesamtheit aller EKG-Ableitungen die Informationen ermöglichen, die zur richtigen Diagnose und Therapie von Arrhythmien führen (21). EKG-Aufzeichnungen mit nur wenigen Ableitungen oder Monitor-EKG-Registrierungen gehören zwar zu den Routinemaßnahmen der Intensiv- und Notfallmedizin, dienen vor allem aber der kontinuierlichen Überwachung und Erkennung von Herzfrequenz, plötzlich auftretenden Verbreiterungen des QRS-Komplexes und bradykarden oder tachykarden Rhythmusstörungen, die aber dann nicht weiter klassifiziert werden können (30). Jede Auffälligkeit im Monitor-EKG sollte Anlass zur Ableitung eines 12-Kanal-Oberflächen-EKGs sein. Für die richtige Diagnose ist ein technisch einwandfrei aufgezeichnetes EKG Voraussetzung, um Fehlinterpretationen durch artefaktreiche Aufzeichnungen und/oder falsch angelegte EKG-Elektroden zu vermeiden.

EKG-Analyse bei Sinusrhythmus

In jedem Fall sollte ein Elektrokardiogramm im Sinusrhythmus *und* während vorliegender Rhythmusstörungen systematisch analysiert werden, um keine Befunde zu übersehen; dabei ist eine Beurteilung von P-Welle, PQ-Zeit, QRS-Komplex, ST-Strecke, QT-Zeit und U-Welle notwendig (21). Bereits im Standard-EKG finden sich während Sinusrhythmus oft auffällige und typische Zeichen, die nicht nur wichtige Befunde einer vorliegenden kardialen Erkrankung erfassen (Infarktzeichen, Hypertrophiezeichen, Blockierungen), sondern die definitive Diagnose einer vorliegenden „primär elektrischen" kardialen Erkrankung erlauben (5, 6, 29, 31). Die EKG-Befunde während Sinusrhythmus und deren Bedeutung für die Risikoidentifikation von Patienten mit akzessorischen Leitungsbahnen, Brugada-Syndrom, langem QT-Syndrom und arrhythmogener rechtsventrikulärer Dysplasie/Kardiomyopathie sollen in diesem Beitrag besprochen werden, während die Differentialdiagnose von Tachykardien mit schmalem oder breitem QRS-Komplex an anderer Stelle dieser Serie im Detail diskutiert wird.

Typische EKG-Befunde bei Sinusrhythmus

Wolff-Parkinson-White-Syndrom

Von den supraventrikulären Tachyarrhythmien sind besonders Patienten mit akzessorischen Leitungsbahnen gefährdet, an lebensbedrohlichen Rhythmusstörungen zu versterben (11, 34). Das wichtigste eigenständige Krankheitsbild mit einer oder mehrerer akzessorischer Leitungsbahnen ist das Wolff-Parkinson-White-Syndrom (WPW), das im Oberflächen-EKG bei manifester Präexzitation an der Trias Delta-Welle, kurze PQ-Zeit und ST-Strecken-Senkung leicht zu erkennen ist (Abb. 2). Die Gefahr von Patienten mit WPW-Syndrom liegt darin, dass es bei circa 10–35% der Patienten zu Vorhofflimmern kommt, das über die akzessorische Leitungsbahn

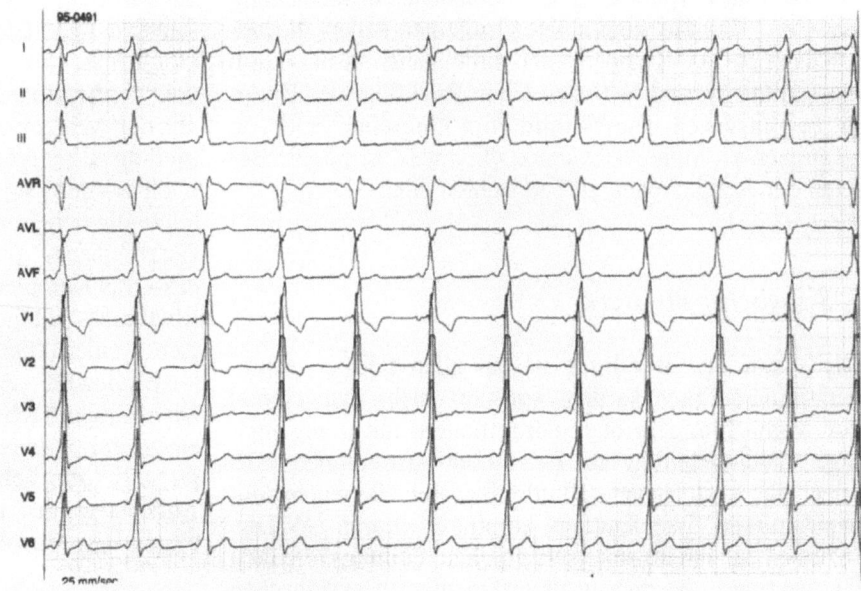

Abb. 2 12-Kanal-Oberflächen-EKG eines Patienten mit Wolff-Parkinson-White-Syndrom. Klassische Zeichen der manifesten Präexzitation mit Δ-Welle, kurzer PQ-Zeit und ST-Strecken-Senkungen

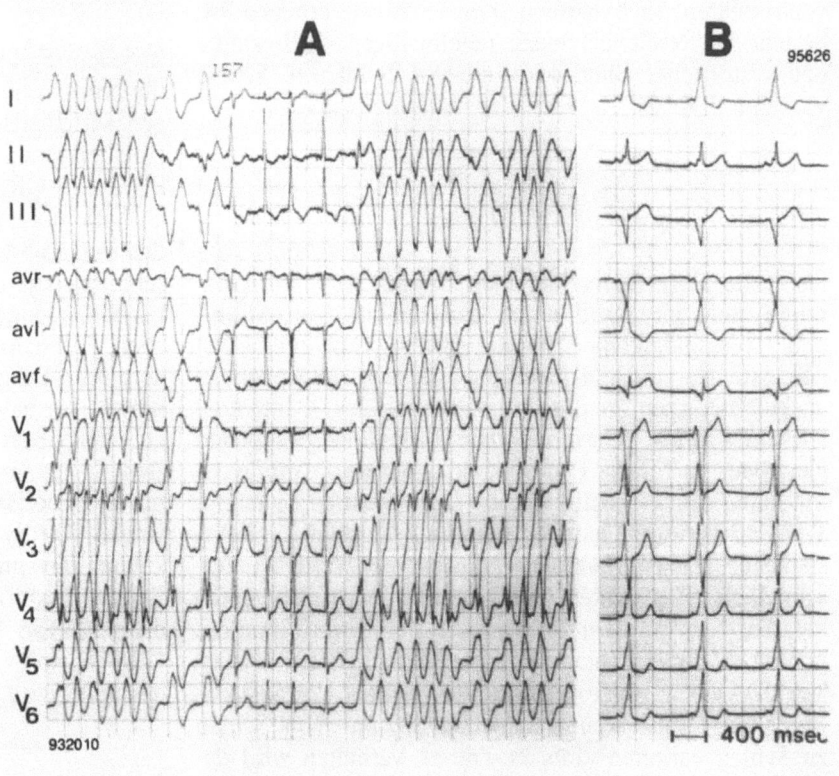

Abb. 3 12-Kanal-Oberflächen-EKG eines Patienten mit Wolff-Parkinson-White-Syndrom und Vorhofflimmern. Nachweis maximaler Präexzitation mit kurzen RR-Abständen (<250 ms) als Zeichen einer schnellen anterograden Refraktärzeit der akzessorischen Leitungsbahn („A"). Klassische Zeichen eines Präexzitationssyndroms mit manifester Δ-Welle während Sinusrhythmus („B")

bei schnell leitenden Fasern zum Kammerflimmern führen kann. Bei solchen Patienten finden sich während Vorhofflimmerns im Oberflächen-EKG unregelmäßige RR-Intervalle und wechselnde QRS-Konfigurationen bis zu maximaler Präexzitation (QRS-Komplex-Breite >0,12 s) und RR-Intervalle <250 ms (Abb. 3). Die RR-Intervalle sind jedoch bei Vorhofflimmern nur als grobe Risikomarker anzusehen, da Refraktärzeiten von AV-Knoten und akzessorischer Bahn durch Katecholamine oder sympathische Stimulation beeinflusst werden können und im Einzelfall keine sichere Risikoidentifikation zulassen (17). Demgegenüber ist das Risiko von Patienten mit Wolff-Parkinson-White-Syndrom und Vorhofflimmern deutlich niedriger, wenn schmale QRS-Komplexe (QRS-Breite <0,12 s) vorliegen, da bei diesen Patienten die anterograde Leitung hauptsächlich über den AV-Knoten läuft und eine längere Refraktärzeit der akzessorischen Bahn anzunehmen ist (18). Andere Zeichen eher langer Refraktärzeiten einer akzessorischen Bahn, verbunden mit einem geringen Risiko von Kammerflimmern, sind das Vorliegen einer intermittierenden Präexzitation (Abb. 4).

Brugada-Syndrom

Das Brugada-Syndrom ist ein neues Syndrom in der Medizin, das 1991 von den Brüdern Josep und Pedro Brugada vorgestellt wurde und das seit 1992 nach ihnen als „Brugada-Syndrom" bezeichnet wird (1, 2). Nach anfänglichen Spekulationen über die Ätiologie des Brugada-Syndroms ist inzwischen klar, dass es sich um ei-

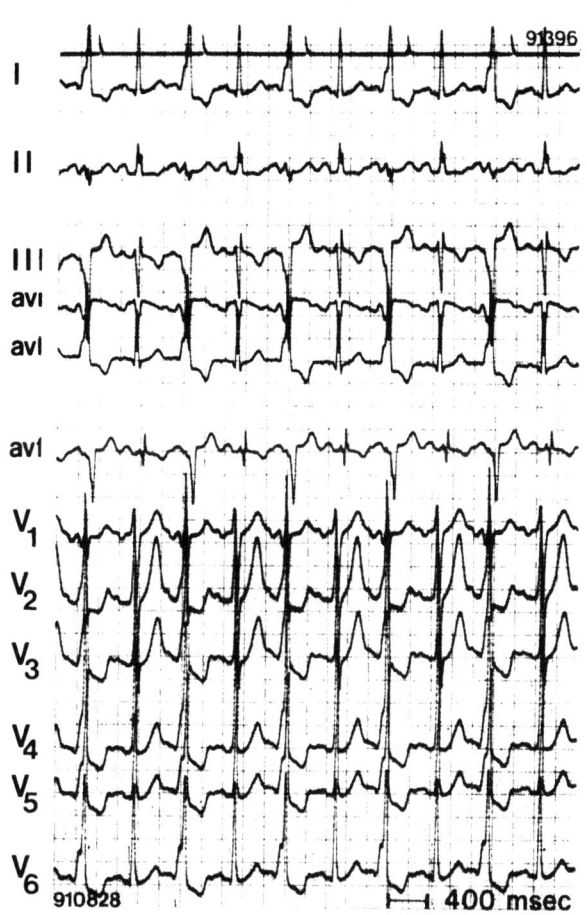

Abb. 4 12-Kanal-Oberflächen-EKG eines Patienten mit Wolff-Parkinson-White-Syndrom und intermittierender Präexzitation als Zeichen einer langen anterograden Refraktärzeit der akzessorischen Leitungsbahn

Abb. 5 12-Kanal-Oberflächen-EKG (Extremitäten- und Brustwandableitungen) eines Patienten mit manifestem Brugada-Syndrom. Charakteristische Befunde in den Ableitungen V_1–V_3 mit Rechtsschenkelblock und ST-Strecken-Hebungen

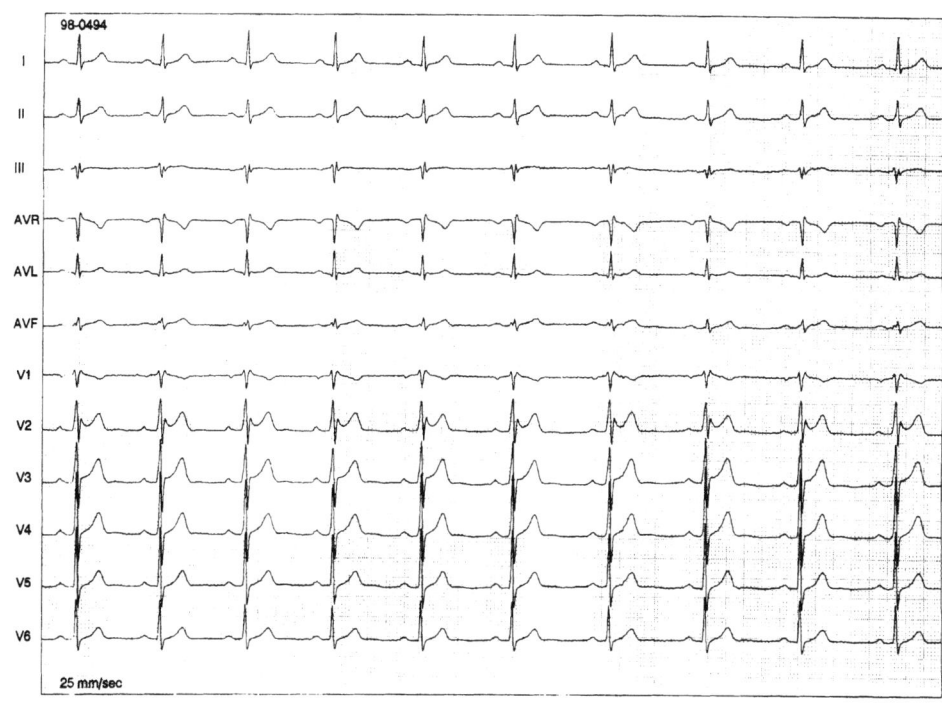

ne genetisch bedingte Erkrankung handelt und dass das Brugada-Syndrom offensichtlich durch Gen-Mutationen des Genes SCN5A, das auf dem Chromosom 3 lokalisiert ist, hervorgerufen wird (24). Patienten mit Brugada-Syndrom sind durch lebensbedrohliche ventrikuläre Tachyarrhythmien und/oder einen plötzlichen Tod gefährdet; nähere Einzelheiten zu diesem Syndrom sind kürzlich ausführlich dargestellt worden (29). Die Diagnose eines Brugada-Syndroms ist allein durch das 12-Kanal-Oberflächen-Elektrokardiogramm möglich, sieht man einmal von der genauen Erhebung der Anamnese und der richtigen Einschätzung präsynkopaler oder synkopaler Ereignisse ab (1, 2). Die charakteristischen elektrokardiografischen Zeichen des Brugada-Syndroms sind bei der *manifesten* Form ST-Strecken-Hebungen in den EKG-Ableitungen V_1–V_3 und das Vorliegen eines Rechtsschenkelblocks (Abb. 5). Die ST-Strecken-Hebungen sind morphologisch anders als die klassischen ST-Strecken-Hebungen bei akuter myokardialer Ischämie, Perikarditis oder linksventrikulärem Aneurysma (21). Es ist mittlerweile bekannt, dass das Ausmaß der ST-Strecken-Hebungen unterschiedlich ausgeprägt sein kann, möglicherweise bedingt durch die genetische Abnormität. Neben Modifikationen der ST-Strecken-Hebung durch Ausprägung des genetischen Defektes können die beschriebenen EKG-Veränderungen auch durch Einflüsse des autonomen Nervensystems und/oder durch Antiarrhythmika beeinflusst werden: Adrenerge Stimulation führt zur Verminderung, vagale Stimulation zur Verstärkung der ST-Strecken-Hebung, ebenso wie die Applikation von Antiarrhythmika der Klassen Ia, Ic oder III (3). Andere EKG-Parameter wie P-Wellen-Dauer, PQ-Zeit, QT-Zeit oder frequenz-korrigierte QT-Zeit (QT_c) sind beim Brugada-Syndrom unauffällig. Bei der *intermittierenden* Form des Brugada-Syndroms können die typischen EKG-Befunde „alternierend" vorliegen, d.h. sie können nach initialer Manifestation während der Beobachtungszeit plötzlich nicht mehr nachweisbar sein und später wieder sichtbar werden (1). Bei der *verborgenen* Form sind keine EKG-Auffälligkeiten vorhanden, lediglich die Anamnese (Synkopen) weist auf ein Brugada-Syndrom hin. Eine Demaskierung des Syndroms mit dem Auftreten von typischen ST-Strecken-Hebungen ist durch Applikation von Antiarrhythmika der Klasse I wie Ajmalin, Procainamid oder Flecainid möglich (4).

Langes QT-Syndrom

Verlängerungen der QT-Zeit können angeboren, sporadisch oder erworben auftreten (22). Seit 1957 ist ein nach Jervell und Lange-Nielsen benanntes Syndrom bekannt, das durch eine abnorme Verlängerung der QT-Zeit, oft verbunden mit rezidivierenden Synkopen (meist hervorgerufen durch körperliche oder psychische Belastung) und Innenohrschwerhörigkeit charakterisiert ist. Bei dem autosomal-rezessiv vererbten Syndrom sind die heterozygoten Merkmalsträger entweder klinisch unauffällig oder zeigen nur geringfügige Veränderungen der QT-Zeit. Romano und Ward berichteten 1963 und 1964 über QT-Zeit-Verlängerungen ohne Innenohrschwerhörigkeit („Romano-Ward-Syndrom"). Diese Form des QT-Syndroms wird autosomal-dominant vererbt. Eine Sonderform des QT-Syndroms, das nicht angeboren ist und ohne Innenohrschwerhörigkeit einhergeht, wird als „sporadisches QT-Syndrom" bezeichnet. In den USA geht man im Jahr 2000 von einer Prävalenz angeborener QT-Zeit-Verlängerungen von 1:7000 Personen aus (31). Patienten mit angeborenen oder erworbenen QT-Zeit-Verlängerungen können klinisch asymptomatisch bleiben, es können bei ihnen aber auch Schwindel, Präsynkopen und Synkopen vorkommen (38). Plötzliche Todesfälle durch Torsade de pointes Tachykardien oder Kammerflimmern sind bei Patienten mit QT-Zeit-Verlängerungen gefürchtet, und in den USA rechnet man pro Jahr mit 3000 unerwarteten Todesfällen bei Kindern und jungen Erwachsenen (23, 31). Verlängerungen der QT-Zeit werden bei Erwachsenen vor allem als erworbene Form beobachtet. Ursachen von QT-Zeit-Verlängerungen sind vielfältig und häufig

Tab. 3 Häufigste Ursachen von erworbenen QT-Zeit-Verlängerungen

Pharmaka
- Antiarrhythmika der Klasse I (Chinidin, Disopyramid, Procainamid)
- Antiarrhythmika der Klasse III (Sotalol, Amiodaron)
- Phenylamin
- Lidoflazin
- Antidepressiva (tri- und tetrazyklisch)
- Phenothiazine
- Antihistaminika

Kardiale Erkrankungen
Myokardinfarkt
- Akutes Infarktstadium
- Verlauf nach transmuralem Infarkt
Mitralklappenprolaps
Rhythmusstörungen
- Ausgeprägte Bradykardie
- Sinusknoten-Syndrom
- AV-Blockierungen (II°/III°)

Erkrankungen des ZNS
- Subarachnoidalblutung
- Ventrikeleinbruch
- Während und nach neurochirurgischen Operationen
- Enzephalitis
- Schwere Hypothermie

Elektrolytstörungen
- Hypokaliämie
- Hypomagnesiämie
- Hypokalziämie

Fehl- oder Mangelernährung
- Anorexia nervosa
- Chronischer Alkoholabusus

Abb. 6 12-Kanal-Oberflächen-EKG (Extremitäten- und Brustwandableitungen) eines Patienten mit manifester QT-Zeit-Verlängerung. Nachweis einer QT-Zeit von 680 ms und präterminal negativer T-Wellen in den Ableitungen III, aVF, V_1–V_4

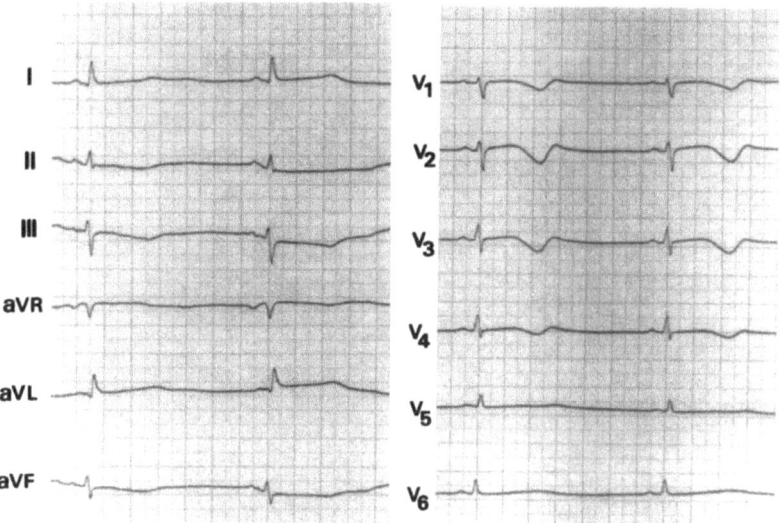

durch Antiarrhythmika hervorgerufen (Tab. 3). Die Häufigkeit von lebensgefährlichen Tachyarrhythmien durch medikamentös bedingte QT-Zeit-Verlängerung wird mit ≈ 2–4% angenommen (31).

Das Oberflächen-EKG ist ohne Zweifel die Methode der Wahl zur Diagnose eines langen QT-Syndroms (Abb. 6). Als Normwerte gelten QT-Zeiten von maximal 550 ms (absolute QT-Zeit) und frequenzkorrigierte QT-Zeiten QT_c-Zeiten für Männer von 0,39 s und für Frauen von 0,44 s. Bei Patienten mit angeborenen QT-Syndromen wurden bei den Formen LQT1 und LQT2 im Mittel QT_c-Zeiten von 0,49 s nachgewiesen, bei LQT3 Patienten war die mittlere QT_c-Zeit mit 0,51 s noch länger (37). Eine Analyse der QT_c-Zeiten bei 301 Genträgern zeigte, dass ein QT_c-Wert von 0,47 s bei Männern und von 0,48 s bei Frauen mit einer Sensitivität von 100% für ein langes QT-Syndrom einherging; demgegenüber war bei QT_c-Werten von 0,40 s bei Männern und von 0,42 s bei Frauen die Spezifität 100%, dass kein LQT-Syndrom vorlag (31). Abnormalitäten der T-Wellen-Morphologie sind beim langen QT-Syndrom bekannt und es wurden mittlerweile 10 verschiedene „T-Wellen-Muster" beschrieben (8). Unabhängig von der Ursache (angeborene, erworbene oder sporadische Form des QT-Syndroms) werden als elektrophysiologisches Korrelat der Synkopen bei QT-Zeit-Verlängerung ventrikuläre Tachykardien angesehen, die meistens in Form einer „Torsade de pointes Tachykardie" (TdP) auftreten („Spitzenumkehr-Tachykardien"). Die Torsade de pointes Tachykardie, die pathophysiologisch durch frühe Nachdepolarisationen bei einer abnormen Verlängerung der Aktionspotentialdauer hervorgerufen wird, ist durch Verlängerung der absoluten QT-Zeit (>550 ms) vor Beginn der TdP, und während der TdP durch breite QRS-Komplexe (≥120 ms), wechselnde Undulationen der QRS-Komplex-Vektoren um die isoelektrische Linie

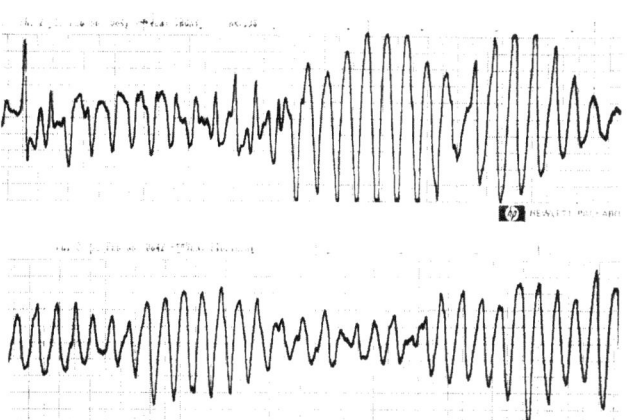

Abb. 7 Monitor-EKG mit Nachweis einer Torsade de pointes Tachykardie bei erworbenem QT-Syndrom. Klassische Zeichen einer „Spitzenumkehr-Tachykardie" mit wechselnden Undulationen der QRS-Komplex-Vektoren um die isoelektrische Linie

und Torsionsbewegungen der R-Zacken um die Grundlinie nach 5–10 Aktionen charakterisiert (Abb. 7). Die Torsade de pointes Tachykardie ist eine lebensgefährliche Rhythmusstörung, die spontan terminieren, aber auch persistieren und in Kammerflimmern degenerieren kann (38).

Arrhythmogene rechtsventrikuläre Dysplasie/Kardiomyopathie

Die arrhythmogene rechtsventrikuläre Erkrankung ist eine Herzmuskelerkrankung, deren klinisches Bild erstmals 1977 von Fontaine und Mitarbeitern beschrieben wurde; 1996 wurde von der Task Force der WHO der Begriff der „**A**rrhythmogenen **R**echts **V**entrikulären **D**ysplasie/**C**ardiomyopathie (ARVD/C) erneut diskutiert,

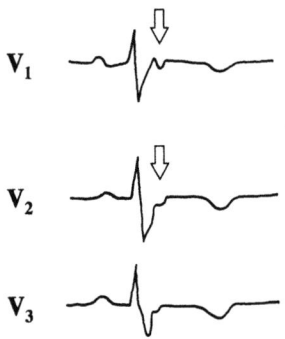

Abb. 8 Schematische Darstellung der EKG-Veränderungen in den Brustwand-Ableitungen V_1–V_3 bei arrhythmogener rechtsventrikulärer Dysplasie/Kardiomyopathie. Nachweis eines Epsilon-Potentials (Pfeile) und terminaler T-Negativierungen in den rechtspräkordialen Ableitungen

der seither für diese Erkrankung verwendet wird (5). Die ARVD/C ist primär eine Erkrankung des rechten Ventrikels, bei der es zu einer progressiven Degeneration des rechtsventrikulären Myokards mit konsekutivem Ersatz des Myokardgewebes durch Fett und/oder Bindegewebe kommt. Typischerweise tritt die Erkrankung bei jüngeren, scheinbar herzgesunden Patienten (Verhältnis Männer:Frauen 6:1) auf und manifestiert sich häufig durch belastungsinduzierte (Inzidenz $\approx$ 20–50%), selbstterminierende oder anhaltende ventrikuläre Tachykardien, deren klinisches Korrelat Palpitationen, Herzrasen oder Synkopen sind und die in der Regel hämodynamisch gut toleriert werden. Allerdings sind bei Patienten mit ARVD/C als Erstmanifestation auch plötzliche Todesfälle bekannt und gefürchtet (6, 36).

Im 12-Kanal-Oberflächen-EKG finden sich typischerweise in den rechtspräkordialen Ableitungen V_1–V_3 Repolarisationsstörungen mit schulterförmig angehobener ST-Strecke und T-Negativierungen, deren Ausmaß mit den morphologischen Veränderungen des rechten Ventrikels zu korrelieren scheinen (13). Häufig nachweisbar, jedoch unspezifisch, sind regionale Rechtsverspätungszeichen (QRS-Dauer >0,11 s) in den Ableitungen V_1–V_3 (20). Charakteristischerweise, aber nur relativ selten nachweisbar, kann ein sogenanntes „Epsilon-Potential" in den Ableitungen V_1–V_3 registriert werden, das als Spätpotential Ausdruck lokal verzögerter Erregungsleitung ist und bereits im Oberflächen-EKG registriert werden kann (16). Dieses Epsilon-Potential ist im aufsteigenden Schenkel der S-Zacke des QRS-Komplexes in den Ableitungen V_1–V_3 zu erkennen (Abb. 8). Es ist scheinbar nur bei Patienten mit ARVD/C und deutlich nachweisbarer rechtsventrikulärer Kontraktionsstörung nachzuweisen. Am häufigsten finden sich bei Patienten mit ARVD/C terminal negative T-Wellen in den rechtspräkordialen Ableitungen V_2–V_3, die jedoch differentialdiagnostisch auch andere Ursachen haben können (7). Typischerweise treten bei etwa 20–50% Patienten mit ARVD/C monomorphe ventrikuläre Tachykardien bei Belastung auf, möglicherweise bedingt durch Katecholamineinfluss und/oder belastungsabhängige Faserdehnung (Abb. 9) (36).

Schlussfolgerungen

Für die Betreuung von Patienten mit Herzrhythmusstörungen erlauben einfache klinische Parameter oft

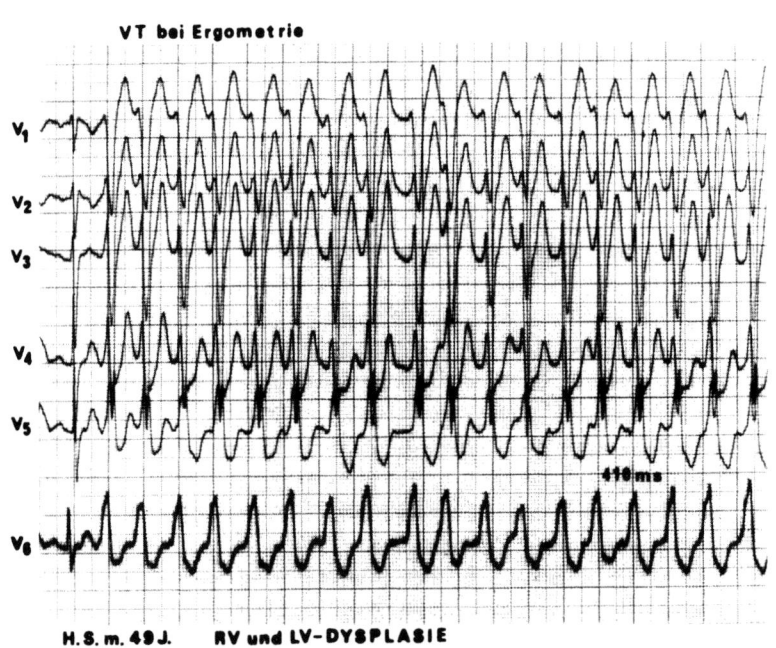

Abb. 9 Brustwand-EKG Ableitungen V_1–V_6 bei einem 49-jährigen Patienten mit arrhythmogener rechts- und linksventrikulärer Dysplasie/Kardiomyopathie. Induktion einer monomorphen ventrikulären Tachykardie (Zykluslänge 410 ms) mit linksschenkelblockartiger Konfiguration durch Belastungs-EKG. Abkürzungen: J=Jahre, m=männlich, ms=Millisekunden, LV=linker Ventrikel, RV=rechter Ventrikel, VT=ventrikuläre Tachykardie

schon eine definitive Diagnose der zugrunde liegenden Arrhythmien. Allerdings erfordert dieses eine sorgfältige Untersuchung des Patienten und die richtige Einordnung der beobachteten Phänomene. Das Oberflächen-Elektrokardiogramm erlaubt, neben der Erfassung charakteristischer Befunde einer vorliegenden kardialen Grundkrankheit (Infarktzeichen, Hypertrophiezeichen) bei einigen Patienten die Diagnose einer „primär elektrischen" Erkrankung, die mit einem erhöhten Risiko für lebensgefährliche ventrikuläre Rhythmusstörungen einhergehen und durch die Diagnose einer gezielten Behandlung zugeführt werden können. Typische Befunde solcher „Risikopatienten" sind das Vorkommen einer Delta-Welle als Zeichen einer Präexzitation, verlängerte QT-Zeiten oder pathologische Befunde in den Brustwandableitungen V_1–V_3 bei ARVD und Brugada-Syndrom. In jedem Fall müssen Patienten mit Rhythmusstörungen in Notfallsituationen schnell, gezielt und überlegt diagnostiziert und behandelt werden. Panik, Chaos und diagnostischer oder therapeutischer Nihilismus werden nicht zum Erfolg führen, sondern den Patienten in gefährliche Situationen bringen.

Literatur

1. Brugada P, Brugada J (1991) A distinct clinical and electrocardiographic syndrome: right bundle branch block, persistent ST segment elevation with normal QT interval and sudden cardiac death. Pacing Clin Electrophysiol 14:746 (Abstrakt)
2. Brugada P, Brugada J (1992) Right bundle branch block, persistent ST segment elevation and sudden cardiac death: A distinct clinical and electrocardiographic syndrome. A multicenter report. J Am Coll Cardiol 20:1391–1396
3. Brugada J, Brugada P, Brugada R (1999) The syndrome of right bundle branch block, ST segment elevation in V1-V3 and sudden death – the Brugada syndrome. Europace 1:156–166
4. Brugada R, Brugada J, Antzelevich C, Kirsch G, Potenza D, Towbin JA, Brugada P (2000) Sodium channel blockers identify risk for sudden death in patients with ST segment elevation and right bundle branch block but structurally normal hearts. Circulation 101:510–515
5. Corrado D, Fontaine G, Marcus FI, McKenna WJ, Nava A, Thiene G, Wichter T (2000) Arrhythmogenic right ventricular dysplasia/cardiomyopathy. Circulation 101:e101–e107
6. Corrado D, Basso C, Thiene G, McKenna WJ, Davies MJ, Fontaliran F, Nava A, Silvestri F, Blomstrom-Lungqvist C, Wlodarska EK, Fontaine G, Camerini F (1997) Spectrum of clinicopathologic manifestations of arrhythmogenic right ventricular cardiomyopathy/dysplasia: a multicenter study. J Am Coll Cardiol 30:1512–1520
7. Foale RA, Nihoyannopoulos P, McKenna WJ, Oakley CM, Krikler DM, Rowland E (1986) Right ventricular abnormalities in ventricular tachycardia of right ventricular origin: relation to electrophysiological abnormalities. Br Heart J 56:45–54
8. Guiki LC, Zhang L, Timothy KW (1998) Long QT genotype can be identified by ECG phenotype. J Am Coll Cardiol 31:192A (Abstrakt)
9. Harvey WP, Ronan JA (1966) Bedside diagnosis of arrhythmias. Prog Cardiovasc Dis 8:419–431
10. Hohnloser SH (1996) Medikamentöse Therapie supraventrikulärer und ventrikulärer Tachyarrhythmien. Internist 37: 45–52
11. Klein GJ, Bashore TM, Sellers TD (1979) Ventricular fibrillation in the Wolff-Parkinson-White syndrome. N Engl J Med 301:1080–1085
12. Lerman BB, Stein KM, Markowitz SM, Mittal S, Slotwiner DJ (2000) Ventricular arrhythmias in normal hearts (2000) In: Miller JM (Hrsg) Cardiology Clinics-ventricular arrhythmias. WB Saunders Company, Philadelphia, S 265–291
13. Marcus FI, Fontaine G, Guiraudon G, Frank R, Laurenccau JL, Malergue C, Gosgogeat Y (1982) Right ventricular dysplasia: a report of 24 adult cases. Circulation 65:384–398
14. Miller JM, Coppess MA, Altemose GT, Gervacio-Domingo G, Scott LR (2000) Management of postinfarct ventricular tachycardias. In: Miller JM (Hrsg) Cardiology Clinics-ventricular arrhythmias. WB Saunders Company, Philadelphia, S 293–307
15. Mitchell LB (2000) Drug therapy of sustained ventricular tachyarrhythmias. Is there still a role? In: Miller JM (Hrsg) Cardiology Clinics-ventricular arrhythmias. WB Saunders Company, Philadelphia, S. 357–373
16. Nava A, Canciani B, Buja G, Martini B, Daliento L, Scognamiglio R, Thiene G (1988) Electrovectorcardiographic study of negative T waves on precordial leads in arrhythmogenic right ventricular dysplasia: relationship with right ventricular volumes. J Electrocardiol 21:239–245
17. Podrid PJ. Atrial fibrillation (1995) In: Parmley WB, Chatterjee K (Hrsg) Cardiology 1995. Lippincott-Raven, Philadelphia, S 1–30
18. Rinne C, Klein GJ, Sharma AD, Yee R (1987) Clinical usefulness of the 12-lead electrocardiogram in the Wolff-Parkinson-White syndrome. In: Barold SS (Hrsg) Cardiology Clinics – 12-lead electrocardiogram. WB Saunders Company, Philadelphia, S 499–509
19. Roden DM (1993) Polymorphic ventricular tachycardia: mechanisms and therapeutic implications. In: Josephson ME, Wellens HJJ (Hrsg) Tachycardias: mechanisms and management. Futura Publishing Company, Mount Kisco, New York, S 273–282
20. Rossi P, Massumi A, Gillette P, Hall RJ (1982) Arrhythmogenic right ventricular dysplasia: clinical features, diagnostic techniques, and current management. Am Heart J 103:415–420
21. Schuster HP, Trappe HJ (1999) EKG-Kurs für Isabel. 2. Auflage. Enke-Verlag, Stuttgart, S 1–246
22. Schwartz PJ, Bonazzi O, Locati EH, Napolitano C, Sala S (1992) Pathogenesis and therapy of the idiopathic long QT syndrome. Ann NY Acad Sci 644:112–141
23. Schwartz PJ, Stramba-Biale M, Segantini A (1998) Prolongation of the QT interval and the sudden infant death syndrome. N Engl J Med 338:1709–1714
24. Tobwin JA, Vatta M (2000) The genetics of cardiac arrhythmias. Pace Clin Electrophysiol 23:106–119
25. Trappe HJ (1999) Tachykarde Herzrhythmusstörungen in der Intensivmedizin. In: Zerkowski HR, Baumann G (Hrsg) HerzAkutmedizin. Steinkopff-Verlag, Darmstadt, S 383–396
26. Trappe HJ, Pfitzner P, Fieguth HG, Wenzlaff P, Kielblock B, Klein H (1994) Nonpharmacological therapy of ventricular tachyarrhythmias: observations in 554 patients. Pace 17:2172–2177
27. Trappe HJ, Klein H, Lichtlen PR (1992) Ursachen des akuten Herz-Kreislauf-Stillstandes. Internist 33:289–294

28. Trappe HJ, Klein H, Schröder E, Siclari F, Förster K, Schlepper M, Lichtlen PR (1988) Torsade de pointes Kammertachykardie bei idiopathischem QT-Syndrom: Erfolgreiche Behandlung mit AAI-Pacing als therapeutische Alternative. Z Kardiol 77:389–392
29. Trappe HJ, Schuster HP (2000) Brugada-Syndrom. Definition, Diagnostik, Therapie, Prognose. Intensivmedizin (im Druck)
30. Trappe HJ (1999) EKG, Telemetrie. In: Leuwer M, Schürmeyer TH, Trappe HJ, Zuzan O (Hrsg) Interdisziplinäre Intensivmedizin. Thieme-Verlag, Stuttgart, S 10–13
31. Vincent CM (2000) Long QT syndrome. In: Miller JM (Hrsg) Cardiology Clinics-ventricular arrhythmias. WB Saunders Company, Philadelphia, S 309–325
32. Wellens HJJ, Conover B (1992) The ECG in emergency decision making. WB Saunders Company, Philadelphia, S 1–229
33. Wellens HJJ, Brugada P, Bär FW (1986) Diagnosis and treatment of the regular tachycardia with a narrow QRS complex. In: Kulbertus HE (Hrsg) Medical management of cardiac arrhythmias. Churchill Livingstone, Edinburgh, S 121–132
34. Wellens HJJ, Farré J, Bär FWHM (1987) The Wolff-Parkinson-White syndrome. In: Mandel WJ (Hrsg) Cardiac arrhythmias. Their management, diagnosis, and management. JB Lippincott Company, Philadelphia, S 274–296
35. Werdan K (1994) Rhythmusstabilisierung. In: Madler C, Jauch KW, Werdan K (Hrsg) Das NAW Buch. Urban & Schwarzenberg, München, S 205–214
36. Wichter T, Borggrefe M, Breithardt G (1991) Die arrhythmogene rechtsventrikuläre Erkrankung. Z Kardiol 80:107–125
37. Zareba W, Moss AJ, Schwartz PJ, Vincent GM, Robinson JL, Priori SG, Benhorin J, Locati EH, Towbin JA, Keating MT, Lehmann MH, Hall WJ (1998) Influence of genotype on the clinical course of the long QT-syndrome. International long-QT syndrome registry research group. N Engl J Med 339:960–965
38. Zipes DP, Wellens HJJ (1998) Sudden cardiac death. Circulation 98:2334–2351

H.-J. Trappe
L.-M. Rodriguez
J. L. R. M. Smeets
P. Weismüller

Diagnostik und Therapie von Tachykardien mit schmalem QRS-Komplex

Diagnosis and therapy in narrow QRS tachycardia

Summary Emergency medicine and critical care are fields that often require rapid diagnosis and intervention for specific situations. Narrow QRS tachycardia is a cardiac rhythm with a rate faster than 100/min and a QRS duration <0.12 s. Causes of narrow QRS tachycardia (N-QRS-T) are sinus tachycardia (ST), atrial tachycardia (AT), AV nodal reentry tachycardia (AVNRT), circus movement tachycardia (CMT), atrial flutter (AFlut) and atrial fibrillation (AFib). A systematic ECG approach with evaluation of spontaneous AV block, QRS alternans, P wave location and P wave polarity permits correct identification of the underlying arrhythmia mechanism and the origin of the arrhythmia. In hemodynamically unstable N-QRS-T, electrical DC cardioversion should be performed immediately. If the hemodynamic situation is stable, vagal maneuvers (Valsalva, carotis sinus massage) are indicated; if unsuccessful, drugs are therapeutic alternatives. In ST, beta-blocking agents (metoprolol 15 mg i.v.) are successful; in AT and AVNRT adenosine (6–18 mg bolus i.v.) and ajmaline (50–100 mg i.v.) are preferred. In patients (pts) with CMT, ajmaline (50–100 mg i.v.) is an ideal drug with high success rates. When vagal maneuvers or pharmacologic interventions fail to suppress the N-QRS-T, DC cardioversion is necessary. For pts with AFib principles of therapy are restoration of sinus rhythm (RSR) or ventricular rate control. Direct current cardioversion can restore sinus rhythm in up to 90% of pts with AFib. No single agent has emerged as the drug of choice for converting AFib; however, RSR is possible with propafenone (600 mg oral), flecainide (300 mg oral) or sotalol (80–160 mg oral). Ventricular rate control is an important component in pts with AFib. Verapamil (5–10 mg i.v.) and digoxin (0.4 mg i.v.) are effective drugs in reducing resting ventricular rates in pts with established AFib. Three options are available for acute treatment of AFlut: rapid atrial pacing, DC cardioversion or administration of propafenone (600 mg oral) or flecainide (300 mg oral).

Key words
Supraventricular tachycardias – narrow QRS complex – 12-lead surface ECG – treatment of tachyarrhythmias

Zusammenfassung In der Intensiv- und Notfallmedizin sind in speziellen Situationen oft schnelle diagnostische Maßnahmen und therapeutische Interventionen notwendig. Tachykardien mit schmalem QRS-Komplex (S-QRS-T) sind durch eine Herzfrequenz >100/min und eine QRS-Breite <0,12 s definiert. S-QRS-T sind typisch für Sinus-Tachykardien (ST), atriale Tachykardien (AT), AV-Knoten-Reentry-Tachykardien (AVNRT), „circus movement" Tachykardien bei akzessorischen Leitungsbahnen (CMT), bei Vorhofflattern (VH-Flat) und Vorhofflimmern (VH-Flim). Eine systematische EKG-Analyse mit Beurteilung von spontanem AV-Block, QRS-Alternans, P-Wellen Lokalisation und P-Wellen Morphologie erlauben eine Identifikation von Tachykardiemechanismus und

Eingegangen: 10. Juni 2000
Akzeptiert: 21. Juli 2000

Serie:
Die Notfalltherapie bei akuten Herzrhythmusstörungen
Herausgegeben von
H.-J. Trappe
und H.-P. Schuster

Prof. Dr. med. H.-J. Trappe (✉)
P. Weismüller
Medizinische Klinik II
(Schwerpunkt Kardiologie und Angiologie)
Universitätsklinik Marienhospital
Ruhr-Universität Bochum
Hölkeskampring 40
44625 Herne

L.-M. Rodriguez · J. L. R. M. Smeets
Abteilung Kardiologie
Akademisches Hospital Maastricht
Universität Limburg/Holland

-ursprungsort. Bei S-QRS-T mit instabiler Hämodynamik sollte sofort eine elektrische Kardioversion durchgeführt werden. Bei stabilen Kreislauf-Verhältnissen sind vagale Maneuver (Valsalva, Karotis-Druck-Massage) therapeutische Maßnahmen der ersten Wahl. Bei Ineffektivität sollten medikamentöse Interventionen erfolgen: Bei ST sind Betablocker (Metoprolol 5–15 mg i.v.) indiziert, bei AT und AVNRT sollten intial Adenosin (6–18 mg als Bolus i.v.) oder Verapamil (5–10 mg i.v.) appliziert werden. Bei CMT ist Ajmalin (50–100 mg i.v.) besonders effektiv. Bei Ineffektivität der medikamentösen Therapie muss die sekundäre elektrische DC-Kardioversion erfolgen. Bei VH-Flim muss therapeutisch zwischen Arrhythmieterminierung oder Frequenzverlangsamung unterschieden werden: Für die Akuttherapie von tachykardem VH-Flim (Terminierung von VH-Flim) kommt vor allem die elektrische Kardioversion (Erfolgsrate bis zu 90%) in Betracht oder die medikamentöse Konversion mit Propafenon (600 mg oral), Flecanid (300 mg oral) oder Sotalol (80–160 mg oral). Die Frequenzverlangsamung bei persistierendem VH-Flim kann durch Verapamil (5–10 mg i.v.) und/oder Digoxin (0,4 mg i.v.) erreicht werden. Akutmaßnahmen zur Terminierung von VH-Flat sind vor allem die transvenöse rechtsatriale Überstimulation oder alternativ die elektrische DC- oder medikamentöse Kardioversion mit Propafenon (600 mg oral) oder Flecainid (300 mg).

Schlüsselwörter
Supraventrikuläre Tachykardien – Schmaler QRS Komplex – 12-Kanal-Oberflächen-EKG – Therapie von Tachyarrhythmien

Einleitung

Das Auftreten von tachykarden Herzrhythmusstörungen ist in der Intensivmedizin und Notfallmedizin in der Regel immer als schwerwiegender Befund anzusehen, der rasche gezielte diagnostische und therapeutische Maßnahmen erfordert (2, 35). Von den zahlreichen Formen tachykarder Rhythmusstörungen sind solche mit supraventrikulären Ursprungsorten bei Erwachsenen am häufigsten (36, 41). Bei diesen Rhythmusstörungen kommt es zu einer Impulsleitung über den AV-Knoten mit schmalen QRS-Komplexen (<0,12 s). Dennoch sind auch supraventrikuläre Arrhythmien bekannt, bei denen durch vorbestehenden oder funktionellen Schenkelblock oder Überleitungen direkt über eine akzessorische Leitungsbahn breite QRS-Komplexe (≥0,12 s) vorliegen (3). Bei allen Rhythmusstörungen ist eine genaue Beurteilung von Arrhythmietyp und -mechanismus notwendig, da die falsche Diagnose zu einer falschen Behandlung führen kann, die den Patienten nicht nur gefährden, sondern sogar zum Tod führen kann (11, 31, 50). In der vorliegenden Arbeit sollen diagnostische und therapeutische Aspekte von Rhythmusstörungen mit schmalem QRS-Komplex besprochen werden.

Formen supraventrikulärer Tachyarrhythmien

Charakteristisches Merkmal aller supraventrikulären Rhythmusstörungen ist ein Arrhythmie- Ursprungsort oberhalb des His-Bündels (Abb. 1). Zu den supraventrikulären tachykarden Rhythmusstörungen gehören Sinustachykardien, ektop atriale Tachykardien, Vorhofflattern, Vorhofflimmern, AV-Knoten-Reentry-Tachykardien und Tachykardien bei Vorliegen akzessorischer Leitungsbahnen, wobei AV-Knoten-Reentry-Tachykardien und Ta-

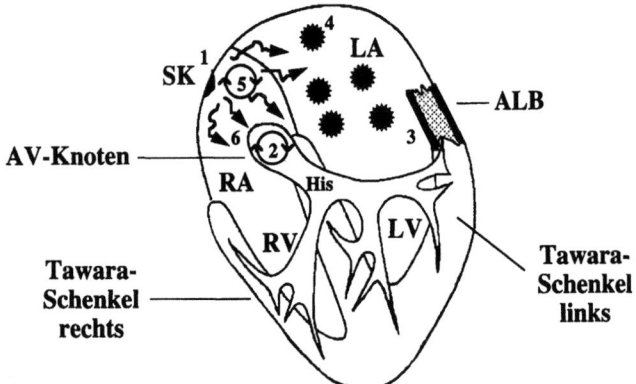

Abb. 1 Schematische Darstellung der Ursprungsorte von Tachykardien mit schmalem QRS-Komplex. *Abkürzungen*: ALB=Akzessorische Leitungsbahn, AV=atrioventrikular, His=His-Bündel, LA=linker Vorhof, LV=linker Ventrikel, RA=rechter Vorhof, RV=rechter Ventrikel, SK=Sinusknoten. Ziffern: 1 – Sinusknoten-Tachykardie, 2 – AV-Knoten-Reentry-Tachykardie, 3 – „circus movement" Tachykardien bei ALB, 4 – ektop atriale Tachykardien, 5 – Vorhofflattern, 6 – Vorhofflimmern

chykardien bei akzessorischen Leitungsbahnen bei Erwachsenen am häufigsten beobachtet werden (46). Die Tachyarrhythmien können paroxysmal auftreten, wenige Sekunden bis zu Stunden anhalten, oder als Dauertachykardie („unaufhörliche" [incessant] Tachykardie mit mehr als 50% Tachykardie-Zyklen pro Tag) imponieren (37). Sie können plötzlich beginnen und plötzlich enden oder einen langsamen Anfang und ein langsames Ende haben (16). Die Tachykardie-Frequenzen sind definitionsgemäß >100/min, häufig werden Tachykardiefrequenzen >180/min beobachtet werden; die Tachykardie-Frequenz ist differentialdiagnostisch ohne Bedeutung (18).

Differentialdiagnose im Oberflächen-EKG

Tachykardien mit regelmäßigen RR-Intervallen

Das 12-Kanal-Oberflächen-EKG ist die entscheidende Methode zur Differentialdiagnostik von Tachykardien mit schmalen QRS-Komplexen und regelmäßigen RR-Intervallen (9). Eine richtige Diagnose ist aber nur bei systematischer Analyse des EKGs zu erreichen und bei Beurteilung von allen 12-EKG-Ableitungen (14). Monitor-EKGs oder EKGs mit 3- oder 6-Ableitungen reichen zur Differentialdiagnose meistens nicht aus. Für die adäquate Beurteilung eines EKGs mit schmalen QRS-Komplexen (QRS-Breite <0,12 s) sollten folgende vier Fragen beantwortet werden:
1. Ist eine P-Welle zu identifizieren und ist ein AV-Block vorhanden?
2. Ist ein elektrischer Alternans der QRS-Komplexe zu beobachten?
3. Wie ist die Beziehung von Vorhof und Kammer (P-R oder R-P-Intervall) bei Vorliegen einer AV-Leitung von 1:1?
4. Wie sind Morphologie und Achse der P-Welle?

P-Welle und AV-Block

Bei supraventrikulären Tachykardien durch akzessorische Leitungsbahnen ist immer, bei AV-Knoten-Reentry-Tachykardien fast immer, eine AV-Relation von 1:1 vorhanden. Der Nachweis eines AV-Blocks während anhaltender Tachykardie schließt daher diese Arrhythmie-Ursachen aus. Bei Vorliegen eines AV-Blocks ist die Vorhoffrequenz für die Differentialdiagnose hilfreich: Eine Vorhoffrequenz >250/min spricht für Vorhofflattern, eine Vorhoffrequenz <250/min für ektop atriale Tachykardien (Tab. 1).

Alteration der QRS-Komplexe

Green und Mitarbeiter wiesen bereits 1983 darauf hin, dass ein elektrischer Alternans der QRS-Komplexe (von QRS-Komplex zu QRS-Komplex alternierend hohe R-Amplituden) während einer Tachykardie mit schmalen QRS-Komplexen spezifisch für das Vorliegen akzessorischer Leitungsbahnen ist (17). Der Mechanismus dieses Phänomens ist unklar, unbestritten ist jedoch, dass ein elektrischer Alternans besonders bei Tachykardiefrequen-

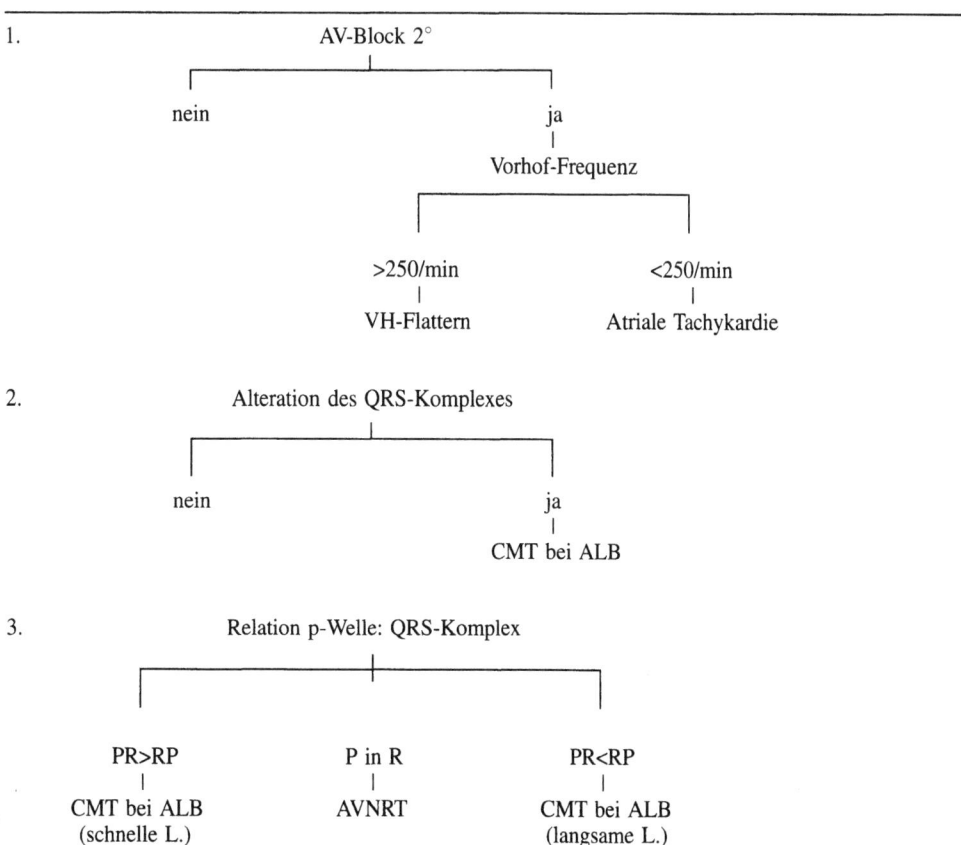

Tab. 1 Differentialdiagnose von Tachykardien mit schmalem QRS-Komplex (QRS-Breite <0,12 s)

Abkürzungen: ALB = akzessorische Leitungsbahn, AVNRT = AV-Knoten-Reentry-Tachykardie, CMT = „Circus movement" Tachykardie, L = Leitung, VH = Vorhof, P = P-Welle, R = R-Zacke

Abb. 2 Extremitäten-EKG-Ableitungen bei verborgener akzessorischer Leitungsbahn. Nachweis einer Tachykardie mit schmalem QRS-Komplex (Frequenz 185/min) (linke Bildhälfte). In allen Extremitäten-Ableitungen ist ein elektrischer Alternans zu erkennen (besonders gut sichtbar in Ableitung II) und retrograde P-Wellen mit einem Intervall RP<PR als Hinweis einer relativ schnell leitenden akzessorischen Leitungsbahn. Bei Sinusrhythmus (rechte Bildhälfte) sind keine auffälligen Befunde und keine Zeichen einer Präexzitation zu erkennen. EKG-Schreibgeschwindigkeit 50 mm/s

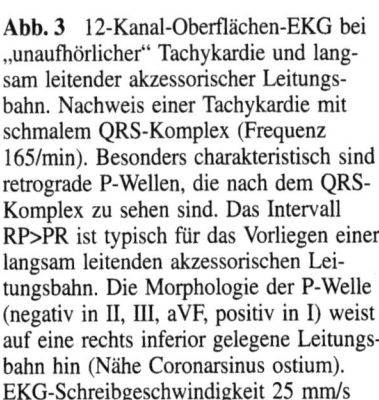

Abb. 3 12-Kanal-Oberflächen-EKG bei „unaufhörlicher" Tachykardie und langsam leitender akzessorischer Leitungsbahn. Nachweis einer Tachykardie mit schmalem QRS-Komplex (Frequenz 165/min). Besonders charakteristisch sind retrograde P-Wellen, die nach dem QRS-Komplex zu sehen sind. Das Intervall RP>PR ist typisch für das Vorliegen einer langsam leitenden akzessorischen Leitungsbahn. Die Morphologie der P-Welle (negativ in II, III, aVF, positiv in I) weist auf eine rechts inferior gelegene Leitungsbahn hin (Nähe Coronarsinus ostium). EKG-Schreibgeschwindigkeit 25 mm/s

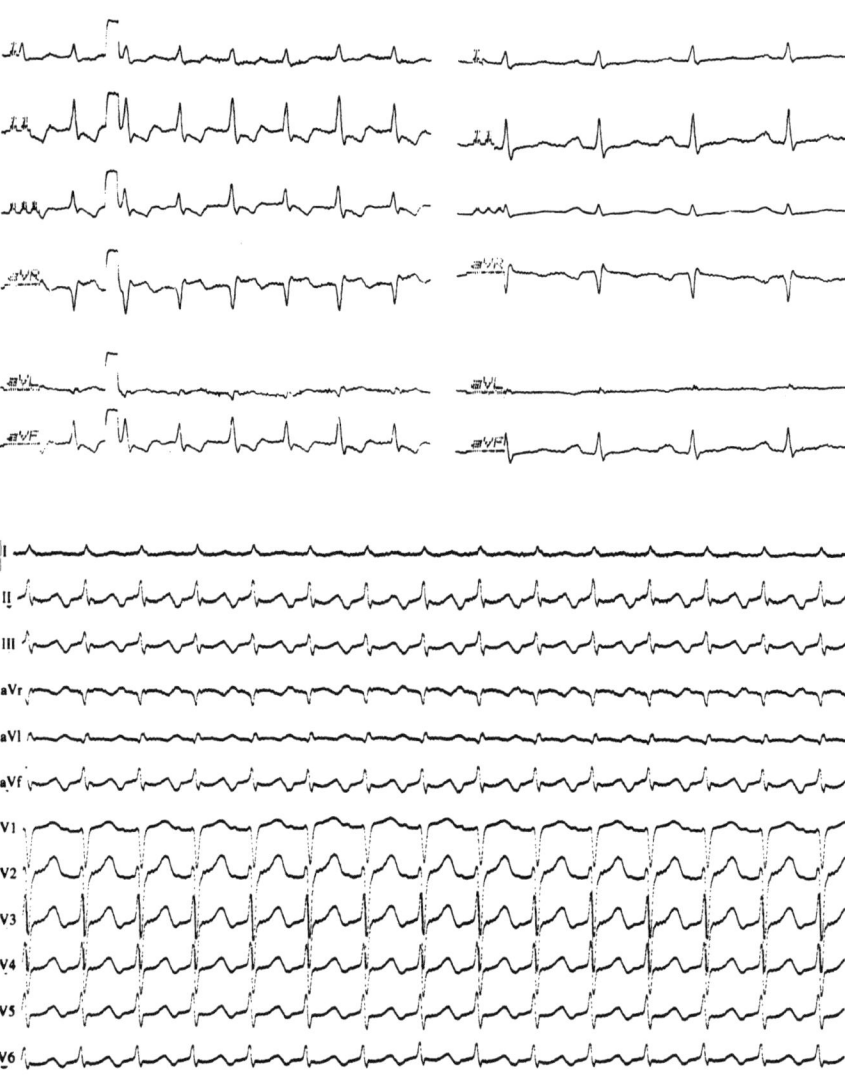

zen >200/min zu beobachten ist und mit einer Häufigkeit von ≈30% bei akzessorischen Leitungsbahnen nachgewiesen werden kann (Spezifität 96%), bei AV-Knoten-Reentry-Tachykardien (Häufigkeit ≈2%) oder ektop atrialen Tachykardien (Häufigkeit ≈12%) demgegenüber eher seltener zu beobachten ist (18) (Abb. 2).

Vorhof-Kammer-Relation

Der Nachweis von P-Wellen und die Relation der P-Wellen zum QRS-Komplex sind für die Differentialdiagnose von schmalen QRS-Komplex-Tachykardien besonders wichtig und erlauben in der Regel die Diagnose von Tachykardietyp und -mechanismus (20, 23). Bei AV-Knoten-Reentry-Tachykardien vom gewöhnlichen Typ („slow-fast" Typ) werden Vorhöfe und Kammern simultan aktiviert und die P-Welle ist im QRS-Komplex verborgen (Häufigkeit ≈48%) oder am Ende des QRS-Komplexes als S-Zacke (Häufigkeit ≈46%) zu sehen (Tab. 1). Bei „circus movement" Tachykardien, bedingt durch akzessorische Leitungsbahnen, ist die P-Welle vom QRS-Komplex abgesetzt: Bei etwa 90% aller Bypassbahnen finden sich schnell leitende akzessorische Leitungsbahnen mit einer P-Welle, die unmittelbar dem QRS-Komplex folgt und zu einem kurzen RP-Intervall führt (kürzer als PR-Intervall) (Abb. 2). Bei etwa 10% aller Bypassbahnen liegen langsam leitende akzessorische Leitungsbahnen vor, die häufig Ursache unaufhörlicher Tachykardien sind (39). Bei diesen langsam leitenden Leitungsbahnen findet sich ein langes RP-Intervall, während das PR-Intervall kurz ist (Abb. 3). Differentialdiagnostisch müssen bei langen RP-Intervallen auch atypische AV-Knoten-Reentry-Tachykardien („fast-slow"-Typ) (Abb. 4) oder ektop atriale Tachykardien in Erwägung gezogen werden, bei denen das RP-Intervall vom Ort der atrialen Impulsbildung und den Leitungseigenschaften im AV-Knoten abhängt (10, 38). Typischerweise finden sich die P-Wellen bei atrialen Tachykardie vor dem QRS-Komplex (Abb. 5).

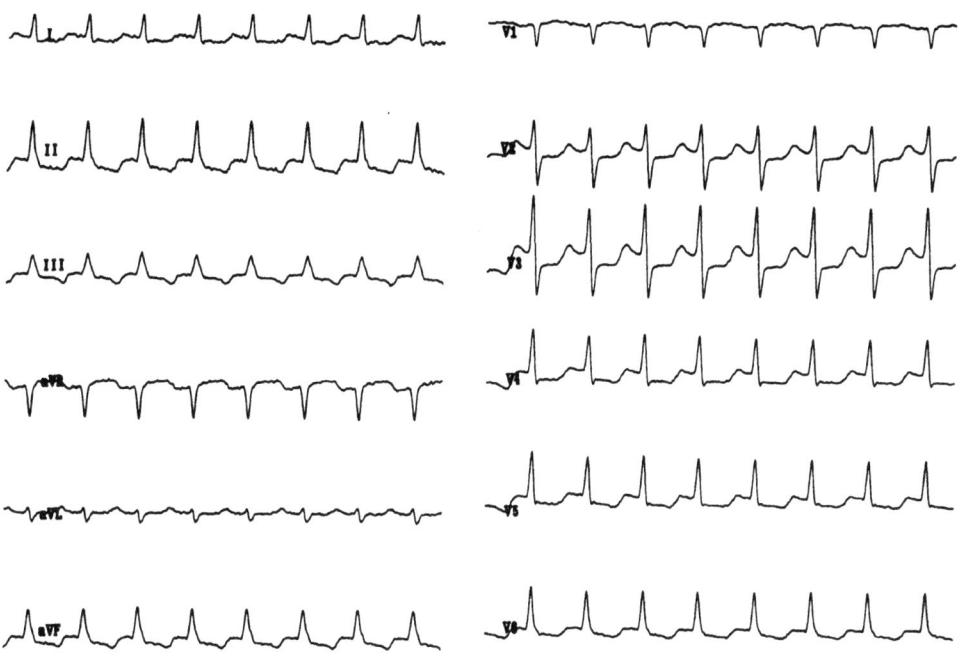

Abb. 4 12-Kanal-Oberflächen-EKG bei atypischer AV-Knoten-Reentry-Tachykardie. Man sieht eine Tachykardie mit schmalen QRS-Komplexen (Frequenz 170/min); nach den QRS-Komplexen sind P-Wellen zu sehen, die ein langes RP-Intervall und ein kurzes PR-Intervall haben. EKG-Schreibgeschwindigkeit 50 mm/s

Morphologie und Achse der P-Welle

Die P-Welle spielt eine besondere Rolle in der Differentialdiagnose von Tachykardien mit schmalem QRS-Komplex: Sie erlaubt meistens nicht nur eine Beurteilung des vorliegenden Tachykardiemechanismus, sondern ermöglicht bei vielen Tachykardieformen auch eine genaue Identifikation des Tachykardieursprungsortes (33). Bei Sinustachykardien sind Morphologie und Achse der P-Welle ähnlich oder identisch wie bei Sinusrhythmus. P-Wellen sind bei typischen AV-Knoten-Reentry-Tachykardien („slow-fast"-Typ) nicht oder am Ende des QRS-Komplexes zu sehen. Bei Vorliegen akzessorischer Leitungsbahnen erlauben Morphologie und Achse der P-Wellen die Lokalisation der akzessorischen Leitungsbahn: Bei negativen P-Wellen in I ist von einer links lateralen Lage auszugehen, bei negativen P-Wellen in II, III und aVF von einer infero-posterioren Lokalisation. Bei atrialen Tachykardien kommt der P-Wellen Morphologie und der P-Wellen Achse ebenfalls entscheidende Bedeutung zu: Eine P-Welle in kranio-kaudaler Richtung (P-Welle positiv in II, III, aVF) spricht für einen superioren Ursprungsort, während negative P-Wellen in II, III und aVF (kaudo-kranial) auf einen inferior gelegenen Tachykardie-Ursprungsort hinweisen (Abb. 5). Negative P-Wellen in I und aVL weisen auf eine links atriale Tachykardie hin (Abb. 6), während positive P-Wellen in I, II, III und V_1 für einen Ursprungsort im oberen rechten Vorhof sprechen. Negative P-Wellen in I, aVL und V_6 sind für eine laterale Lokalisation im linken Vorhof charakteristisch, vielfach im Bereich der linken oberen Lungenvene. Auf die Bedeutung der Ableitungen aVL und V_1 für die Lokalisation rechts- oder linksatrialer Tachykardieursprungsorte wurde von mehreren Autoren hingewiesen (9, 10, 27): Eine positive P-Welle in V_1 hatte eine Sensitivität von 93% und eine Spezifität von 88% für die Vorhersage einer linksatrialen Lokalisation. Ein positives oder biphasisches P in aVL hatte eine Sensitivität von 88% und eine Spezifität von 79% für die Vorhersage einer rechtsatrialen Tachykardielokalisation (Abb. 5).

Tachyarrhythmien mit unregelmäßigen RR-Intervallen

Vorhofflimmern ist im Erwachsenenalter die häufigste Rhythmusstörung und kann im Oberflächen-EKG leicht an unregelmäßigen RR-Intervallen und schmalen QRS-Komplexen erkannt werden (1). Unregelmäßige RR-Intervalle mit breiten QRS-Komplexen können bei vorbestehendem oder funktionellem Schenkelblock oder bei Vorhofflimmern und Wolff-Parkinson-White-Syndrom (WPW) (Häufigkeit von Vorhofflimmern bei WPW-Syndrom ≈ 10–32%) auftreten (28). Bei Vorhofflattern können je nach vorliegender atrioventrikulärer Überleitung Tachykardien mit schmalen QRS-Komplexen und regelmäßigen oder auch unregelmäßigen RR-Intervallen beobachtet werden (21). Typisches („counterclockwise") Vorhofflattern geht im Oberflächen-EKG mit negativen Flatter-Wellen in II, III, aVF und positiven Flatterwellen in V_1 einher (Abb. 7); atypisches Vorhofflattern („clockwise") zeigt demgegenüber positive Flatterwellen in II, III, aVF und negative Flatterwellen in V_1 (42). Trotz hoher Vorhofflatter-Frequenzen von >250/min liegt die typische Kammerfrequenz bei 130–150/min, da es im AV-Knoten zu einer Leitungs-

Abb. 5 12-Kanal-Oberflächen-EKG bei ektop atrialer Tachykardie. Vorliegen einer Tachykardie mit schmalen QRS-Komplexen (Frequenz 170/min). Die P-Wellen liegen vor den QRS-Komplexen und sind positiv in I und aVL, jedoch negativ in II, III und aVF. Der Ursprungsort dieser ektop atrialen Tachykardie liegt nach dem EKG im rechten Vorhof inferior. EKG-Schreibgeschwindigkeit 50 mm/s

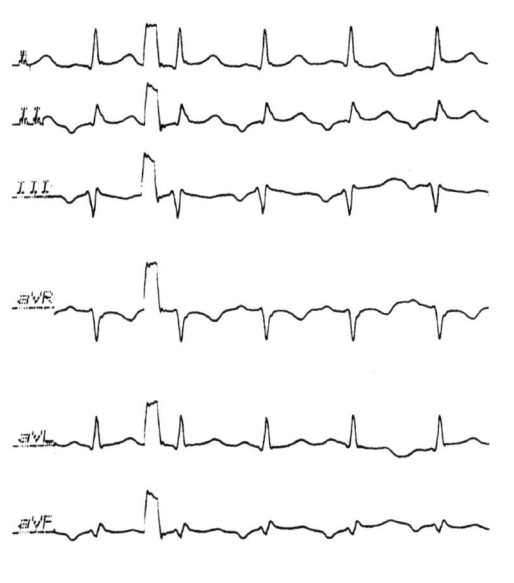
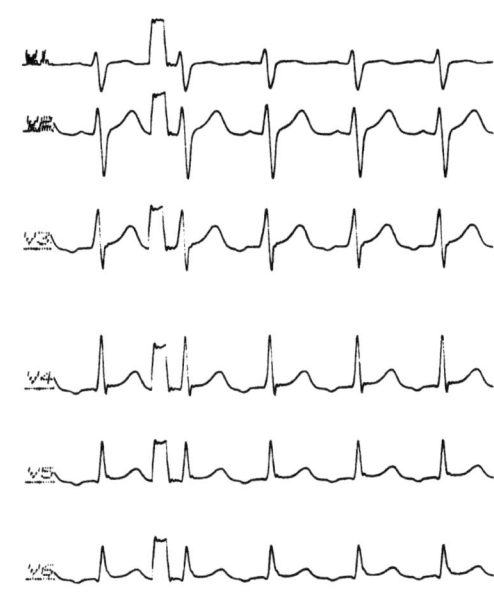

Abb. 6 12-Kanal-Oberflächen-EKG einer Tachykardie mit schmalen QRS-Komplexen Nachweis einer links ektop atrialen Tachykardie mit negativen P-Wellen in I und aVL und positiven P-Wellen in II, III und aVF. Die P-Wellen sind vor dem QRS-Komplex lokalisiert. Nach der P-Wellen-Morphologie liegt der Ursprungsort der Tachykardie im linken Vorhof oben. EKG-Schreibgeschwindigkeit 25 mm/s

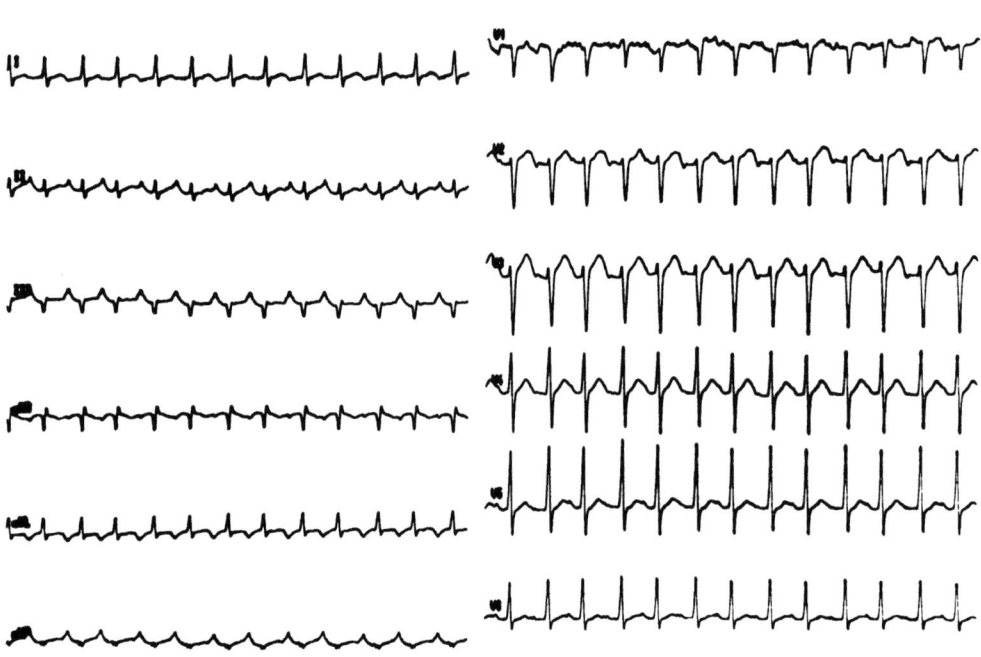

verzögerung mit 2:1 Überleitung (oder höherer Überleitungsverzögerung mit 3:1, 4:1 Überleitung) kommt (43).

Weitere hilfreiche EKG-Befunde zur Differentialdiagnose

Neben einigen anderen EKG-Zeichen, die hier nicht im Detail besprochen werden sollen, ist für die EKG-Differentialdiagnose in Intensiv- und Notfallmedizin das Auftreten von Schenkelblockierungen während schmaler QRS-Komplex-Tachykardien wichtig (18): Dabei sind nicht nur die Morphologie des Schenkelblockbildes, sondern auch die Tachykardie-Frequenzen (Zykluslänge) während der Episoden mit schmalen QRS-Komplexen und den Phasen mit breiten QRS-Komplexen (Schenkelblockbild) entscheidend (48). Bei Patienten mit links oder rechts lateralen akzessorischen Leitungsbahnen führt ein Schenkelblock der ipsilateralen Seite durch Verlängerung des Reentrykreises zu einer Verlangsamung der Tachykardiezykluslänge um >30 ms (47). Es ist bekannt, dass bei schmalen QRS-Komplexen mit Auftreten von Linksschenkelblockbildern in >90% eine linksseitig gelegene akzessorische Bahn vorhanden ist (18). Bei AV-Knoten-Reentry-Tachykardien oder ektop atrialen Tachyklardien führt das Auftreten von Schen-

Abb. 7 12-Kanal-Oberflächen-EKG eines Patienten mit schmaler QRS-Komplex- Tachykardie nach ausgedehntem Vorderwandinfarkt. Man erkennt die typischen Zeichen des Vorderwandinfarktes mit R-Verlusten von V_1–V_4. Die Tachykardie hat schmale QRS-Komplexe und manifestiert die Zeichen des typischen Vorhofflatterns mit negativen Flatterwellen in II, III, aVF und positiven Flatterwellen in V_1. EKG-Schreibgeschwindigkeit 50 mm/s

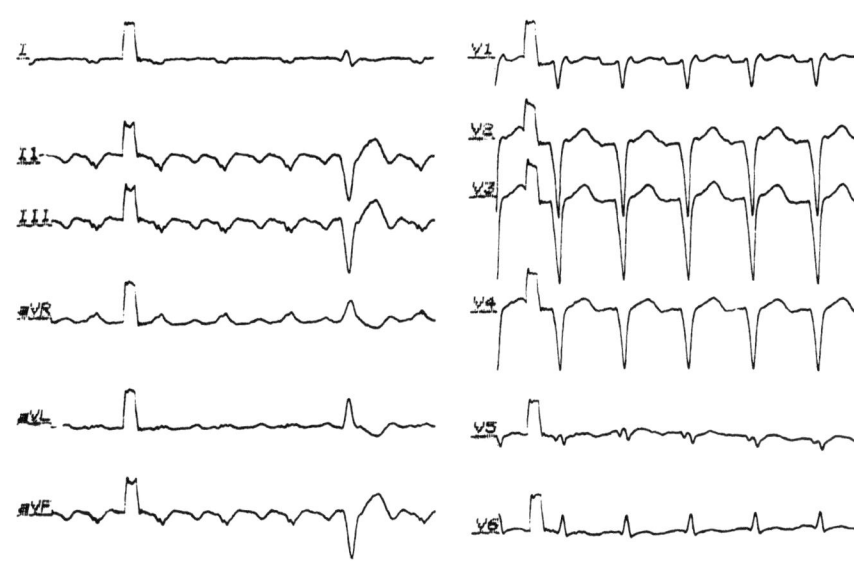

Tab. 2 Effekte der Carotis-Sinus-Massage bei Tachykardien mit schmalem QRS-Komplex (QRS-Breite <0,12 s)

Tachykardie-Typ	Effekt der CSM
Sinustachykardie	– Graduelle Verlangsamung der Tachykardie-Frequenz – Vorübergehende Verlangsamung der Tachykardie-Frequenz
AVNRT	– Terminierung der Tachykardie – Kein Effekt auf die Tachykardie
CMT bei ALB	– Terminierung der Tachykardie – Kein Effekt auf die Tachykardie
Paroxysmale AT	– Terminierung der Tachykardie – Kein Effekt auf die Tachykardie
Unaufhörliche AT	– Vorübergehende Verlangsamung der Tachykardie-Frequenz durch AV-Blockierung – Kein Effekt auf die Tachykardie
VH-Flattern	– Vorübergehende Verlangsamung der Tachykardie-Frequenz durch AV-Blockierung – Kein Effekt auf die Tachykardie – Konversion in VH-Flimmern
VH-Flimmern	– Vorübergehende Verlangsamung der Tachykardie-Frequenz durch AV-Blockierung – Kein Effekt auf die Tachykardie

Abkürzungen: ALB = Akzessorische Leitungsbahn, AT = Atriale Tachykardie, AVNRT = AV-Knoten-Reentry-Tachykardie, CMT = „Circus movement" Tachykardie, CSM = Carotis-Sinus-Massage, VH = Vorhof

kelblockbildern demgegenüber nicht zu einer Änderung der Tachykardiefrequenz.

Klinische Maßnahmen zur Differentialdiagnose

Maßnahmen, die zu einer Blockierung oder Leitungsverzögerung im AV-Knoten führen können, sind zur Differentialdiagnose von Tachykardien mit schmalen QRS-Komplexen hilfreich und sollten, wenn immer möglich, angewendet werden (48). Diese Maßnahmen sind nicht nur leicht durchzuführen, geben wichtige Informationen zu Tachykardietyp und -mechanismus, sondern führen bei einigen Patienten zur Terminierung der Tachykardie (16). Von den vagalen Maneuvern, die angewendet werden können, haben in der klinischen Medizin vor allem Carotis-Sinus Massage, Valsava-Maneuver und Trendelenburg-Position ihre Bedeutung (Tab. 2). Andere klinische Interventionen wie „Gagging" (Finder in den Hals stecken), Tauchreflex, Erbrechen oder Bulbusdruck sind weniger oder ungeeignete Methoden, die kaum noch Anwendung finden. Sie sind meistens nicht nur ineffektiv, sondern zum Teil auch gefährlich (Netzhautablösungen bei Bulbusdruck) (2, 48).

Therapeutische Maßnahmen

Ziel therapeutischer Maßnahmen ist die Terminierung supraventrikulärer Tachykardien oder bei nicht beeinflussbarem tachykardem Vorhofflimmern die Frequenzregulierung der Ventrikel (Abb. 8). Bei hämodynamischer Instabilität oder drohender kardialer Dekompensation (bei Tachykardien mit schmalem QRS-Komplexen jedoch selten vorkommend) ist die DC-Kardioversion unverzüglich durchzuführen (4). Tachykardien bei stabilen Kreislaufverhältnissen, adäquatem Bewusstsein und unauffälliger Atmung können bei einem Teil der Patienten durch vagale Maneuver terminiert werden (2, 48). Erst die Erfolglosigkeit vagaler Maneuver sollte zu medikamentösen Interventionen führen, die eine hohe Effektivität hinsichtlich einer Tachykardieterminierung (>90%) haben oder die bei tachykardem Vorhofflimmern eine Regulierung der atrioventrikulären Überleitung mit normofrequenter Kammerfrequenz ermöglichen (25). Alternative Maßnahmen sind bei Therapierefraktärität invasive Stimulationsmaßnahmen („Überstimulation") oder sekundär die R-Zacken getriggerte Kardioversion (48).

Sinustachykardien

Das Syndrom „inadäquater Sinustachykardien" wurde 1979 von Bauernfeind und Mitarbeitern beschrieben (5). Es handelt sich um das Auftreten von Sinustachykardien bei geringer körperlicher Aktivität, bedingt durch gesteigerte Sinus-Knoten-Automatie durch mangelnden Vagustonus oder erhöhte Sympathikusaktivität; Vorstellungen von Patienten mit inadäquaten Sinustachykardien in Intensivstationen oder Notfallambulanzen sind eher selten (26). Sollten sich dennoch Patienten mit Sinustachykardien notfallmäßig vorstellen, sind Betablocker (Metoprolol bis zu 15 mg i.v. langsam titrieren; Esmolol 500 µg/kg Körpergewicht über 2–3 Minuten i.v., anschließend Erhaltungsdosis von 50 µg/kg Körpergewicht/Minute über Perfusor) therapeutische Maßnahmen der ersten Wahl (Tab. 3). Diese Behandlung führt bei den meisten Patienten zu einer zufriedenstellenden Regulierung der Herzfrequenz; in wenigen Fällen liegen „unaufhörliche" inadäquate Sinustachykardien vor, die auf keine medikamentösen Maßnahmen reagieren: Bei diesen Patienten ist die Katheterablation im Intervall die einzig sinnvolle therapeutische Alternative (22, 24). Es ist selbstverständlich, dass Sinustachykardien aufgrund anderer Ursachen (Hyperthyreose, Hypovolämie, Anämie) eine kausale Behandlung erfordern und nicht mit Betablockern behandelt werden dürfen.

AV-Knoten-Reentry-Tachykardien

Therapeutische Maßnahmen der ersten Wahl sind vagale Maneuver, die leicht durchzuführen sind und durch parasympathische Stimulation zu einer Blockierung oder Leitungsverzögerung im AV-Knoten führen (2). Beim Versagen vagaler Maneuver stehen eine Reihe von Medikamenten zur Verfügung, die intravenös appliziert werden können und die eine hohe Effektivität haben. Die Einführung von Adenosin hat das Spektrum der bisher verfügbaren Medikamente nicht nur erweitert, sondern macht das Adenosin aufgrund seiner extrem kurzen Halbwertzeit von wenigen Sekunden zu einem Medikament der ersten Wahl (30, 40). Der Wirkmechanismus ist in einem transienten AV-Block zu sehen, sodass Adenosin generell bei Tachykardien, deren Impulsausbreitung den AV-Knoten miteinbezieht, ein geeignetes Medikament zur Terminierung solcher Rhythmusstörungen ist. Adenosintriphosphat wird als Bolus i.v. verabreicht und sollte initial in Dosen von 9 mg oder 12 mg appliziert werden (Tab. 3); die Erfolgsrate (Terminierung der Tachykardie) liegt bei etwa 90%. In einer eigenen Studie konnte kürzlich nachgewiesen werden, dass Tachykardien, die durch 12 mg Adenosin nicht beendet werden können, oft durch Dosen von 18 mg noch terminiert werden können (45). Eine andere Alternative ist die Applikation von Verapamil (5 mg i.v. über 2 Minuten, ggf. Wiederholung nach 5 Minuten), Reduktion der Dosis bei vorbestender Betablocker-Behandlung oder arterieller Hypotonie [RR_{syst} <100 mmHg]), während die Intervention mit Ajmalin (50–100 mg i.v. über 5 min), auch bei Patienten mit AV-Knoten-Tachykardien möglich, vor allem aber bei Patienten mit „circus-movement" Tachykardien (orthodrome oder antidrome Tachykardien) erfolgreich ist und als Mittel der Wahl bei diesen Tachykardien anzusehen ist (40). In jedem Fall ist bei der notfallmäßigen Versorgung von Patienten mit Tachykardien zu fordern, dass die intravenöse Gabe von Antiarrhythmika nur unter Monitorkontrolle erfolgen sollte, und dass alle Maßnahmen zur passageren Stimulation und zur Reanimation bei Auftreten

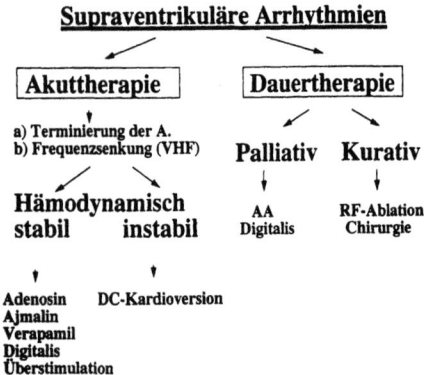

Abb. 8 Therapeutisches Vorgehen bei supraventrikulären Arrhythmien. Möglichkeiten der Akut- und Dauertherapie bei Tachykardien mit schmalen QRS-Komplexen. Abkürzungen: A = Arrhythmie, AA = Antiarrhythmika, RF = Radiofrequenz, VHF = Vorhofflimmern

Tab. 3 Medikamente zur Notfalltherapie von Tachykardien mit schmalem QRS-Komplex (QRS-Breite <0,12 s)

Medikament	Dosis i.v.	Applikationsdauer	Typische Nebenwirkungen
AV-Knoten-Blocker			
Adenosin	6–18 mg	Bolus	Dyspnoe, Flush, Thoraxschmerz
Digoxin	0,4 mg	2–10 min	Digitalis-NW, Übelkeit, Erbrechen, AV-Blockierungen
Diltiazem	12,5–25 mg	2–3 min	Hypotonie, Bradykardie, Flush
Verapamil	5–10 mg	2 min	Hypotonie, Bradykardie
Betablocker			
Atenolol	2,5 mg	1–5 min	Hypotonie, Bradykardie
Esmolol	500 µg/kg KG	2–3 min	Hypotonie, Bradykardie
Metoprolol	5–15 mg	2–5 min	Hypotonie, Bradykardie
Pindolol	0,4 mg	1–5 min	Hypotonie, Bradykardie
Propranolol	1–3 mg	1–3 min	Hypotonie, Bradykardie
Klasse I-AA			
Ajmalin	50–100 mg	5 min	Hitzegefühl, Hypotonie
Disopyramid	1–2 mg/kg	5–15 min	Hypotonie, Torsade de pointes, AV-Blockierungen
Flecainid	2 mg/kg	5 min	Bradykardie, Schwindel, AV-Blockierungen, Kammerflimmern
Procainamid	10–15 mg/kg	50 mg/min	Hypotonie
Propafenon	1–2 mg/kg	3–5 min	Bradykardie, gastro-intestinale NW, SA-, AV-Blockierungen
Klasse III-AA			
Amiodaron	5 mg/kg	5–10 min	Hypotonie, Bradykardie
Sotalol	20 mg	5 min	Hypotonie, Proarrhythmie (Torsade de pointes), Bronchospasmus

Abkürzungen: AA = Antiarrhythmika, AV = Atrio-ventrikulär, kg = Kilogramm, KG = Körpergewicht, min = Minuten, NW = Nebenwirkungen, SA = Sinu-atrial

eines kompletten AV-Blocks oder der Degeneration einer Tachykardie in Kammerflimmern möglich sein müssen (35, 36, 45). Führt auch die medikamentöse Therapie nicht zur Terminierung einer AV-Knoten-Reentry-Tachykardie, sollte in Kliniken mit der Möglichkeit einer elektrophysiologischen Intervention eine Überstimulation mittels Elektrodenkatheters durchgeführt werden oder, falls eine solche Maßnahme nicht möglich ist, muss die elektrische DC-Kardioversion R-Zacken getriggert in Kurznarkose (Etomidat 0,1–0,4 mg/kg Körpergewicht i.v.) erfolgen (48).

„Circus movement" Tachykardien bei akzessorischen Leitungsbahnen

Bei Patienten mit Tachykardien, Präexzitationssyndrom und hämodynamisch instabiler Situation sollte eine sofortige elektrische Kardioversion durchgeführt werden. Bei stabilen Kreislaufverhältnissen können Antiarrhythmika, die zu einer Verlängerung der anterograden Refraktärzeit der akzessorischen Leitungsbahn führen, erfolgreich angewendet werden (49). Bevorzugte Medikamente sind Ajmalin (50–100 mg über 5 Minuten i.v.) oder Procainamid (10 mg/kg i.v. über 5 Minuten) (Abb. 9). Andere spezifische Antiarrhythmika (Sotalol, Propafenon, Flecainid) können ebenfalls verabreicht werden, sind aber eher Mittel der zweiten Wahl und sollten erst bei Ineffektivität von Ajmalin oder Procainamid eingesetzt werden (Tab. 3). Kommt es unter einer solchen Behandlung zu einer hämodynamischen Verschlechterung, muss eine sofortige elektrische Kardioversion erfolgen. Die Blockierung des AV-Knotens durch Verapamil und/oder Digitalis ist bei Patienten mit akzessorischen Leitungsbahnen kontraindiziert und kann, beim Auftreten von Vorhofflimmern und anterograder Leitung über eine akzessorische Bahn, zur Reanimationssituation und zum Tod eines Patienten führen (49). Bei Patienten mit „unaufhörlichen" Tachykardien und langsam leitenden akzessorischen Leitungsbahnen ist die Akuttherapie mit vagalen Maneuvern, Antiarrhythmika und Überstimulations-Maßnahmen meistens ohne dauerhaften Erfolg, sodass für diese Patienten die Katheterablation als therapeutische Methode der Wahl anzusehen ist (39).

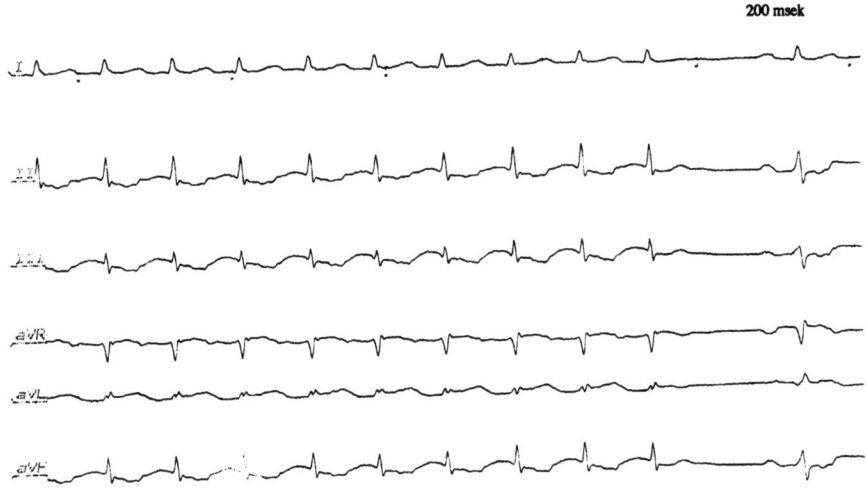

Abb. 9 Extremitäten-EKG-Ableitungen bei einem Patienten mit schmaler QRS-Komplex Tachykardie (Frequenz 160/min). Nachweis von retrograden P-Wellen nach dem QRS-Komplex (Intervall RP<PR) in den Ableitungen II, III und aVF. Terminierung der Tachykardie durch Applikation von Ajmalin (50 mg i.v.). Blockierung in der akzessorischen Leitungsbahn, damit Beendigung der Tachykardie und Vorliegen eines Sinusrhythmus (letzter QRS-Komplex)

Atriale Tachykardien

Für Patienten mit atrialen Tachykardien ist initial die Applikation von Adenosin (6–18 mg als Bolus i.v.) zu empfehlen, das in einigen Fällen die Tachykardie terminieren kann, in anderen Fällen jedoch lediglich zur Demaskierung von P-Wellen führt (4). Alternative Antiarrhythmika sind Ajmalin (50–100 mg i.v. über 5 min), Procainamid (10 mg/kg i.v.) oder andere Klasse I/III Antiarrhythmika (Tab. 3). Medikamente, die lediglich zu einer Leitungsverzögerung im AV-Knoten führen (Digitalis, Verapamil, Betablocker), terminieren in der Regel diese Tachykardien nicht, können aber zu einer Reduktion der Tachykardiefrequenz führen. Bei ineffektiver medikamentöser Behandlung, haben alternative Maßnahmen wie rechtsatriale Überstimulation oder elektrische Kardioversion ihre Berechtigung (2). In wenigen Fällen liegen „unaufhörliche" atriale Tachykardien vor, die nur durch interventionelle Techniken (Katheterablation oder antitachykarde Chirurgie) erfolgreich behandelt werden können (15, 37).

Vorhofflimmern

Intermittierendes oder permanentes Vorhofflimmern ist die häufigste Rhythmusstörung im Erwachsenenalter, hat eine Inzidenz von etwa 0,4% und ist wegen seiner hämodynamischen Auswirkungen behandlungsbedürftig (31). Die therapeutischen Ziele liegen in der Beendigung der Arrhythmie und in der Wiederherstellung eines Sinusrhythmus oder in der Frequenzkontrolle bei chronischem Vorhofflimmern (13, 19).

Konversion von Vorhofflimmern

Bei Patienten mit neu aufgetretem Vorhofflimmern und hämodynamisch stabiler Situation ist eine elektrische Kardioversion <48 Stunden anzustreben, die ohne vorherige Antikoagulation erfolgen kann (25). Bei Patienten mit Vorhofflimmern, das länger als 48 Stunden besteht, sollte eine medikamentöse oder elektrische Kardioversion mittels DC-Schock nach einer etwa 3-wöchigen effektiven Antikoagulation mit Warfarin erfolgen. Für die Akutterminierung von Vorhofflimmern stehen Antiarrhythmika der Klassen I und III zur Verfügung (Tab. 4). Die orale Gabe von Propafenon (600 mg), Flecainid (300 mg) oder Sotalol (80–160 mg) führt bei ≈50–90% der Patienten zur Konversion von Vorhofflimmern in einen Sinusrhythmus (7, 8). Intravenöse Antiarrhythmika Applikationen haben demgegenüber keine besseren Erfolgsraten (25). Digitalis und/oder Verapamil haben hinsichtlich der Konversion von Vorhofflimmern keine Bedeutung. In jedem Fall ist zu beachten, dass alle Antiarrhythmika Proarrhythmien induzieren können, sodass medikamentöse Kardioversionsversuche nur unter telemetrischer oder intensivmedizinischer Überwachung durchgeführt werden sollten (35, 36). Nach erfolgreicher medikamentöser oder elektrischer Kardioversion müssen die Patienten für weitere 6 Wochen mit Warfarin antikoaguliert werden, bis sich die mechanische Aktivität der Vorhöfe wieder normalisiert hat (29). Ob die Patienten dauerhaft antikoaguliert werden müssen, richtet sich nach Alter und Grunderkrankung (32, 34).

Frequenzkontrolle

Neben der Frage der Konversion zum Sinusrhythmus ist die pharmakologische Frequenzkontrolle ein wichtiges therapeutisches Ziel bei chronischem tachykardem

Tab. 4 Medikamentöse Maßnahmen zur Konversion von Vorhofflimmern (modifiziert nach Masoudi (25))

Medikament	Dosis	Applikationsform	Applikationsdauer	Erfolgsrate
Klasse I-AA				
Chinidin	1500 mg	oral	–	48–86%
Flecainid	300 mg	oral	–	90%
	1–2 mg/kg	i. v	10 min	65–90%
Procainamid	1000 mg	i. v.	30 min	58–65%
Propafenon	600 mg	oral	–	55–87%
	1–2 mg/kg	i. v.	10 min	40–90%
Klasse III-AA				
Amiodaron	1200 mg	i. v.	24 Std	45–85%
Ibutilide	1 mg	i. v.	10 min	31%
Sotalol	80–160 mg	oral	–	52%

Abkürzungen: AA = Antiarrhythmika, i. v. = intravenös, kg = Kilogramm, mg = Milligramm, min = Minute, Std = Stunde

Vorhofflimmern (25). Im Gegensatz zu den Akutmaßnahmen bei schmalen QRS-Komplex-Tachykardien oder bei tachykardem Vorhofflimmern, reicht zur Frequenzkontrolle in der Regel eine einmalige Medikamentendosis nicht aus, sondern an eine initiale Applikation schließt sich eine intravenöse oder orale Dauertherapie an. Aus diesem Grund sind engmaschige Kontrolle von Blutdruck und linksventrikulärer Funktion notwendig, da viele der zur Verfügung stehenden Medikamente bei Dauerapplikation negativ inotrope Effekte haben (25). Für die Frequenzkontrolle von tachykardem, nicht zum Sinusrhythmus konvertierbarem, Vorhofflimmern haben als Mittel der ersten Wahl Digoxin (0,4 mg initial, weitere 0,2 mg nach 6, 12, 18 und 24 Stunden, Erhaltungsdosis 0,25–0,37 mg/Tag) und/oder Calciumantagonisten vom Verapamiltyp (5–10 mg i.v. initial, 0,05–0,1 mg/kg Körpergewicht/Stunde im Perfusor) bzw. Diltiazem (12–25 mg i.v. über 2–3 Minuten, Dauerinfusion mit 0,2–0,5 mg/min i.v.) ihre Berechtigung. Betablocker (Propranolol [1–5 mg i.v., Dauertherapie 10–120 mg pro Tag per os], Esmolol (500 µg/kg Körpergewicht in 1 min, anschließend Erhaltungsdosis von 50–200 µg/kg Körpergewicht/Minute über Perfusor i.v.) können bei nicht ausreichender Frequenzkontrolle allein oder in Kombination als alternative Maßnahmen angesehen werden (25). Antiarrhythmika der Klasse III spielen in diesem Zusammenhang keine Rolle.

Vorhofflattern

Für die Akutbehandlung und Terminierung von Vorhofflattern stehen drei Therapiestrategien zur Verfügung: 1. Die rechtsatriale hochfrequente Überstimulation, 2. Die elektrische DC-Kardioversion und 3. Die Medikamentöse Therapie (44). Wenn immer möglich, sollte die atriale Überstimulation durch Einbringen eines Elektrodenkatheters in den oberen rechten Vorhof als elegante Behandlungsmethode gewählt werden, wobei diese nur beim Typ I Vorhofflattern („common type") erfolgversprechend ist, während sich Vorhofflattern vom Typ II („uncommon type") in der Regel nicht durch Überstimulation terminieren lässt (43, 44). Als Alternative ist die elektrische Kardioversion anzusehen, die immer dann durchgeführt werden sollte, wenn eine Überstimulation nicht möglich, nicht erfolgreich ist oder die hämodynamische Situation (Hypotonie, Kaltschweißigkeit) eine schnelle Terminierung der Rhythmusstörung erfordert. Der Stellenwert medikamentöser Behandlungskonzepte zur Akutkonversion von Vorhofflattern ist nur in relativ wenigen Studien untersucht worden (6, 43, 44). Ähnlich wie beim Vorhofflimmern sind erfolgreiche Konversionen von Vorhofflattern durch orale Gabe von Propafenon (600 mg) und Flecainid (300 mg) beschrieben worden (7, 8). Auch Ibutilide, ein Klasse III Antiarrhythmikum, kann zur Konversion von Vorhofflattern eingesetzt werden und hat Erfolgsraten von ≈ 60% (12). Andere spezifische Antiarrhythmika spielen zur Konversion von Vorhofflattern in einen Sinusrhythmus keine Rolle, wenngleich in Einzelfällen Vorhofflattern durch Lidocain oder Procainamid terminiert werden konnte (43).

Schlussfolgerungen

Tachykardien mit schmalen QRS-Komplexen sind in der Medizin nicht selten und werden in jedem Alter beobachtet. Sie treten meistens paroxysmal auf, werden vom Patienten sofort bemerkt und sind in der Regel nicht lebensbedrohlich. Für die Intensiv- und Notfallmedizin ist wichtig, dass vor der Durchführung therapeutischer Maßnahmen eine genaue Beurteilung von Anamnese, klinischem Befund und 12-Kanal-Oberflächen-EKG erfolgt. Die therapeutischen Maßnahmen müssen sich nach Tachykardietyp und -mechanismus und hämodynamischer Situation des Patienten richten.

Bewährte, leicht durchzuführende Maßnahmen zur Tachykardieterminierung sind vagale Maneuver, die durch Blockierung im AV-Knoten viele Tachykardien beenden. Notfallmedikamente mit hoher Effektivität sind vor allem Adenosin, Ajmalin und Verapamil, die aber nur unter Monitorüberwachung appliziert werden sollten. Bei Ineffektivität sind alternative Maßnahmen wie Überstimulation und/oder elektrische DC-Kardioversion in Erwägung zu ziehen. Nach der Akutbehandlung muss eine klare Strategie festgelegt werden, welches therapeutische Konzept dem Patienten vorgeschlagen werden soll. Dabei spielen vor allem Überlegungen zur kurativen Therapie von Tachykardien mit schmalem QRS-Komplex eine große Rolle, die ja durch die Katheterablation bei mehr als 95% der Patienten möglich ist. Medikamentöse Dauertherapien oder chirurgische Verfahren spielen demgegenüber eine untergeordnete Rolle.

Literatur

1. Aboaf AP, Wolf PS (1996) Paroxysmal atrial fibrillation: a common but neglected entity. Arch Intern Med 156:362–367
2. Akhtar M (1984) Supraventricular tachycardias. Electrophysiologic mechanisms, diagnosis, and pharmacologic therapy. In: Josephson ME, Wellens HJJ (Hrsg) Tachycardias: Mechanism, Diagnosis, Treatment. Lea & Febiger, Philadelphia, S 137–169
3. Atie J, Brugada P, Brugada J, Smeets JLRM, Cruz FES, Peres A, Roukens MP, Wellens HJJ (1990) Clinical and electrophysiologic characteristics of patients with antidromic circus movement tachycardia in the Wolff-Parkinson-White syndrome. Am J Cardiol 66:1082–1091
4. Basta MB, Klein GJ, Yee R, Krahn A, Lee J (1997) Current role of pharmacologic therapy for patients with paroxysmal supraventricular tachycardia. In: Scheinman MM (Hrsg) Cardiology clinics – Advances in supraventricular tachycardia. WB Saunders Company, Philadelphia, S 587–597
5. Bauernfeind RA, Amat-Y-Leon F, Dhingra RC et al (1979) Chronic nonparoxysmal sinus tachycardia in otherwise healthy persons. Ann Intern Med 91:702–710
6. Camm J, Ward D, Spurell R (1980) Response of atrial flutter to overdrive atrial pacing and intravenous disopyramide phosphate singly and in combination. Br Heart J 44:240–246
7. Capucci A, Boriani G, Botto GL et al (1994) Conversion of recent-onset atrial fibrillation by a single oral loading dose of propafenone. Am J Cardiol 74:503–505
8. Capucci A, Lenzi T, Boriani G et al (1992) Effectiveness of loading oral flecainide for converting recent-onset atrial fibrillation to sinus rhythm in patients without organic heart disease or with only systemic hypertension. Am J Cardiol 70:69–72
9. Chen SA, Tai CT, Chiang CE, Chang MS (1997) Role of the surface electrocardiogram in the diagnosis of patients with supraventricular tachycardia. In: Scheinman MM (Hrsg) Cardiology clinics – advances in supraventricular tachycardia. WB Saunders Company, Philadelphia, S 539–565
10. Chen SA, Chiang CE, Yang CL et al. Sustained atrial tachycardia in adult patients: electrophysiological characteristics, pharmacological response, possible mechanisms, and effects of radiofrequency ablation. Circulation 90:1262–1278
11. Della Bella P, Brugada P, Talajic M, Lemery R, Torner P, Lezaun R, Durgernier T, Wellens HJJ (1991) Atrial fibrillation in patients with an accessory pathway: importance of the conduction properties of the accessory pathway. J Am Coll Cardiol 17:1352–1356
12. Ellenbogen KA, Clemo HF, Stambler BS et al (1996) Efficacy of ibutilide for termination of atrial fibrillation and flutter. Am J Cardiol 78 (Suppl. 8A):42–45
13. Falk RH (1996) Pharmacologic control of heart rate in atrial fibrillation. In: DiMarco JP (Hrsg) Cardiology Clinics – atrial fibrillation. WB Saunders Company, Philadelphia, S 521–542
14. Farré J, Wellens HJJ (1981) The value of the electrocardiogram in diagnosing site of origin and mechanism of supraventricular tachycardia. In: Wellens HJJ, Kulbertus HE (Hrsg) What's new in electrocardiography. Martinus Nijhoff, The Hague, S 131–171
15. Frank G, Baumgart D, Klein H, Luhmer I, Lowes D, Kallfelz HC, Borst HG (1987) Ektope atriale Tachykardie: Chirurgische Therapie (Fallbericht und Literaturübersicht). Z Kardiol 76:118–123
16. Gomes JA, Winters L, Ip J, Tepper D, Kjellgren O (1993) Identification of patients with high risk of arrhythmic mortality. Role of ambulatory monitoring, signal-averaged ECG, and heart rate variability. In: Akhtar M (Hrsg) Cardiology Clinics – cardiac arrhythmias and related syndromes. WB Saunders Company, Philadelphia, S 55–63
17. Green M, Heddle B, Dassen W (1983) Value of QRS alternation in determining the site of origin of narrow QRS supraventricular tachycardia. Circulation 68:368–373
18. Josephson ME, Wellens HJJ (1990) Differential diagnosis of supraventricular tachycardia. In: Scheinman MM (Hrsg) Cardiology Clinics – supraventricular tachycardia. WB Saunders Company, Philadelphia, New York, S 411–442
19. Jung F, DiMarco JP (1996) Antiarrhythmic drug therapy in the treatment of atrial fibrillation. In: DiMarco JP (Hrsg) Cardiology Clinics – atrial fibrillation. WB Saunders Company, Philadelphia, S 507–520
20. Kalbfleisch SJ, El-Attassi R, Calkins H et al (1993) Differentiation of paroxysmal narrow QRS complex tachycardias using the 12-lead electrocardiogram. J Am Coll Cardiol 21:85–89
21. Kalman J, Olgin J, Saxon L et al Electrocardiographic and electrophysiologic characterization of atypical atrial flutter in man: use of activation and entrainment mapping and implications for catheter ablation. J Cardiovasc Electrophysiol 8:121–144
22. Kalman JM, Lee RJ, Fisher WG et al (1994) Radiofrequency catheter modification of sinus node function guided by intracardiac echocardiography. Circulation 90:I–270 (Abstract)
23. Kay GN, Pressley JC, Packer DL et al (1987) Value of the 12-lead electrocardiogram in discriminating atrioventricular nodal reciprocating tachycardia from circus movement atrioventricular tachycardia utilizing a retrograde accessory pathway. Am J Cardiol 59:296–300
24. Lee RJ, Kalman JM, Fitzpatrick AP et al (1995) Radiofrequency catheter modification of the sinus node for „inappropriate" sinus tachycardia. Circulation 92:2919–2928
25. Masoudi FA, Goldschlager N (1997) The medical management of atrial fibrillation. In: Scheinman MM (Hrsg) Cardiology clinics – advances in supraventricular tachycardia. WB Saunders Company, Philadelphia, S 689–719
26. Morillo CA, Klein GJ, Thakur RK et al (1994) Mechanism of „inappropriate" sinus tachycardia: Role of sympathovagal balance. Circulation 90:873–877
27. Obel OA, Camm AJ (1997) Supraventricular tachycardia. ECG diagnosis and anatomy. Eur Heart J 18 (Suppl. C):2–11
28. Pietersen AH, Andersen ED, Sandoe E (1992) Atrial fibrillation in the Wolff-Parkinson-White syndrome. Am J Cardiol 70:38A–43A

29. Podrid PJ (1995) Atrial fibrillation. In: Parmley WB, Chatterjee K (Hrsg) Cardiology. Lippincott-Raven, Philadelphia, S 1–30
30. Rankin AC, Brooks R, Ruskin JN (1992) Adenosine and the treatment of supraventricular tachycardia. Am J Med 92:655–664
31. Sager PT, Bhandari AK (1991) Narrow complex tachycardias. Differential diagnosis and management. In: Shah PK (Hrsg) Cardiology Clinics – acute cardiac care. WB Saunders Company, Philadelphia, S 619–640
32. Stroke Prevention in Atrial Fibrillation Investigators (1992) Predictors of thromboembolism in atrial fibrillation. I. Clinical features of patients at risk. Ann Intern Med 116:1–5
33. Tang CW, Scheinman MM, Van Hare GF et al (1995) Use of P wave configuration during atrial tachycardia to predict site of origin. J Am Coll Cardiol 26:1315–1324
34. The Boston Area Anticoagulation Trial for Atrial Fibrillation Investigators (1990) The effect of low dose warfarin on the risk of stroke in patients with nonrheumatic atrial fibrillation. N Engl J Med 323:1505–1511
35. Trappe HJ (2000) Diagnosis and treatment of tachycardias. In: Vincent JL (Hrsg) 2000 – Yearbook of intensive care and emergency medicine. Springer Verlag, Berlin Heidelberg New York, S 638–648
36. Trappe HJ (1998) Lebensgefährliche Tachyarrhythmien. Intensiv- und Notfallmedizin 23:13–26
37. Trappe HJ, Paul T, Pfitzner P, Lichtlen PR (1994) Ablation einer permanenten linksatrialen ektopen Tachykardie durch Hochfrequenzenergie. Z Kardiol 83:582–588
38. Trappe HJ (1998) Atriale Tachykardien. Pathophysiologie – Klinik – Diagnostik – Therapie. In: Gonska BD (Hrsg) Invasive Elektrophysiologie – Lehrbuch und Atlas. Thieme Verlag, Stuttgart, S 147–162
39. Trappe HJ, Paul T, Pfitzner P (1996) Mehrjährige therapierefraktäre Dauertachykardie bei einer 40-jährigen Frau. Internist 37:392–397
40. Trappe HJ (1997) Akuttherapie supraventrikulärer Tachykardien: Adenosin oder Ajmalin? Intensivmed 34:452–461
41. Vlay SC (1995) Clinical recognition of cardiac arrhythmias. In: Vlay SC (Hrsg) A practical approach to cardiac arrhythmias. Little, Brown and Company, Boston, S 54–76
42. Waldo A, Carlson M, Biblo L et al (1993) Entrainment techniques for mapping atrial and ventricular tachycardias. J Cardiovasc Electrophysiol 6:201–216
43. Waldo AL (1990) Clinical evaluation in therapy of patients with atrial fibrillation or flutter. In: Scheinman MM (Hrsg) Cardiology Clinics – supraventricular tachycardia. WB Saunders Company, Philadelphia, S 479–490
44. Waldo AL, Mackall JA, Biblo LA (1997) Mechanisms and medical management of patients with atrial flutter. In: Scheinman MM (Hrsg) Cardiology clinics – advances in supraventricular tachycardia. WB Saunders Company, Philadelphia, S 661–676
45. Weismüller P, Kattenbeck K, Heinroth KM, Ranke C, Trappe HJ (2000) Terminierung supraventrikulärer Tachykardien durch Adenosin – Vergleich der Wirkung von 12 mg und 18 mg. Dtsch Med Wschr 125 (im Druck)
46. Wellens HJJ, Gorgels APM, Rodriguez LM, Vos MA, Smeets JLRM (1993) Supraventricular tachycardias: mechanisms, electrocardiographic manifestations, and clinical aspects. In: Josephson ME, Wellens HJJ (Hrsg) Tachycardias: Mechanisms and management. Futura Publishing Company, Mount Kisco, New York, S 121–147
47. Wellens HJJ, Atie J, Penn OC et al (1990) Diagnosis and treatment of patients with accessory pathways. Cardiol Clin 8:503–521
48. Wellens HJJ, Conover MB (1992) The ECG in emergency decision making. WB Saunders Company, Philadelphia, S 73–103
49. Wellens HJJ, Durrer D (1973) Effect of digitalis on atrioventrcular conduction and circus movement tachycardias in patients with the Wolff-Parkinson-White syndrome. Circulation 47:1229–1233
50. Zipes DP, Wellens HJJ (1998) Sudden cardiac death. Circulation 98:2334–2351

H.-J. Trappe
L. M. Rodriguez
J. L. R. M. Smeets
P. Pfitzner

Diagnostik und Therapie von Tachykardien mit breitem QRS-Komplex

Diagnosis and therapy in wide QRS tachycardia

Summary Emergency medicine and critical care are fields that often require rapid diagnosis and intervention for specific emergent arrhythmias. Wide QRS tachycardia is a cardiac rhythm with a rate faster than 100/min and a QRS duration ≥0.12 s. Causes of wide QRS tachycardia (W-QRS-T) are supraventricular tachycardia with preexisting or functional bundle branch block, orthodromic circus movement tachycardia (CMT) using the AV node in the anterograde direction, antidromic CMT, AV reentry tachycardia using a Mahaim fiber, ventricular tachycardia (VT), ventricular flutter (VFlut) or ventricular fibrillation (VF). A systematic ECG approach with evaluation of AV dissociation, QRS width, QRS axis and QRS configuration permits correct identification of more than 90% of the underlying arrhythmia mechanisms and the site or arrhythmia origin. In hemodynamically unstable W-QRS-T, electrical DC cardioversion should be performed immediately. If the hemodynamic situation is stable, antiarrhythmic drugs are indicated. In monomorphic VT ajmaline (50–100 mg i.v.) or procainamide (10 mg/kg i.v.) are drugs of first choice; in patients (pts) with VT and acute myocardial ischemia, lidocaine (100–150 mg i.v.) is successful. In polymorphic VT, the most important aspect is the identification of reversible etiologic factors (withdrawal of the offending agents). DC cardioversion is acutely successful, but recurrences of polymorphic VT are prevented only by accelerating the heart rate with isoprenaline (1–4 μg/kg/min i.v.), atropine (0.5–1.0 mg i.v.) or temporary right atrial pacing. Magnesium sulfate is the drug of first choice in torsade de pointes tachycardia with a dosage of 2 g over 5 min, repeated with an additional 2 g over the next 15 min, if necessary. VFlu and VF are life-threatening arrhythmias that require immediate DC cardioversion with or without mechanical resuscitation. Amiodarone can be given (300 mg i.v.) for life-threatening VT refractory to other conventional treatment.

Key words Supraventricular tachycardias – ventricular tachycardias – wide QRS complex – 12-lead surface ECG – treatment of tachyarrhythmias – prognosis – sudden cardiac death

Zusammenfassung In der Intensiv- und Notfalltherapie sind bei lebensbedrohlichen Rhythmusstörungen schnelle diagnostische und therapeutische Maßnahmen notwendig, um nicht das Leben eines Patienten (Pt) zu gefährden. Tachykardien mit breitem QRS-Komplex (B-QRS-T) sind durch eine Herzfrequenz >100/min und eine QRS-Breite ≥0,12 s definiert. B-QRS-T sind typisch für supraventrikuläre Tachykardien mit vorbestehendem oder funktionellem Schenkelblock, orthodromen „circus movement"-Tachykardien (CMT) und anterograder Leitung über eine akzessorische Bypassbahn, antidromer CMT, AV-Reentry-Tachykardie bei Mahaim-Faser, Kammertachykardien (KT), Kammerflattern (KFlat) und Kammerflimmern (KF). Eine systematische EKG-Analyse mit Beurteilung von AV-Dissoziation, QRS-Breite, QRS-Achse und QRS-Konfiguration erlaubt eine si-

Eingegangen: 8. Juli 2000
Akzeptiert: 30. August 2000

Serie:
Die Notfalltherapie bei akuten Herzrhythmusstörungen
Herausgegeben von
H.-J. Trappe
und H.-P. Schuster

Prof. Dr. med. H.-J. Trappe (✉)
P. Pfitzner
Medizinische Klinik II
(Schwerpunkte Kardiologie und Angiologie)
Universitätsklinik Marienhospital
Ruhr-Universität Bochum
Hölkeskampring 40
D-44625 Herne

L. M. Rodriguez · J. L. R. M. Smeets
Abteilung Kardiologie
Akademisches Hospital Maastricht
Universität Limburg

chere Beurteilung von Arrhythmie-Mechanismus und Ursprungsort >90%. Bei hämodynamisch instabiler B-QRS-T sollte unverzüglich eine DC-Kardioversion erfolgen. Antiarrhythmika (AA) sind bei stabiler Hämodynamik therapeutische Alternativen. Bei monomorpher KT sind Ajmalin (50–100 mg i.v.) oder Procainamid (10 mg/kg i.v.) AA der ersten Wahl. Bei Pt mit akuter myokardialer Ischämie ist Lidocain (100–150 mg i.v.) erfolgreich. Die Identifikation reversibler Ursachen (Absetzen entsprechender AA) ist bei polymorphen KT wichtigste Maßnahme. Die DC-Kardioversion ist bei polymorphen KT akut erfolgreich, KT-Rezidive lassen sich aber nur durch Isoprenalin (1–4 µg/kg/min i.v.), Atropin (0,5–1,0 mg i.v.) oder temporäre rechtsatriale Stimulation verhindern. Magnesiumsulfat (2 g i.v. als Bolus, bei Bedarf erneut 2 g nach 15 min i.v.) ist das Medikament der Wahl bei Torsade de pointes-Tachykardien. KFlat und KF sind lebensgefährliche Arrhythmien, die eine sofortige DC-Kardioversion, mit oder ohne Reanimationsmaßnahmen, erfordern. Amiodaron (300 mg i.v.) ist bei anderweitig therapierefraktären lebensbedrohlichen KT als therapeutische Alternative anzusehen.

Schlüsselwörter Supraventrikuläre Tachykardien – ventrikuläre Tachykardien – breiter QRS-Komplex – 12-Kanal-Oberflächen-EKG – Therapie von Tachyarrhythmien – Prognose – plötzlicher Herztod

Einleitung

Herzrhythmusstörungen sind bei Herzgesunden in der Regel prognostisch günstig, während lebensbedrohliche ventrikuläre Rhythmusstörungen besonders bei Patienten mit eingeschränkter linksventrikulärer Pumpfunktion beobachtet werden (25). Vor allem dem Schweregrad der Herzinsuffizienz und dem Ausmaß der linksventrikulären Funktionsstörung kommen als prognostische Parameter entscheidende Bedeutung zu (26). Der plötzliche Tod durch einen Herz-Kreislauf-Stillstand ist als schwerwiegendste Form einer Herzrhythmusstörung nicht durch einzelne Parameter bedingt, sondern vielmehr als multifaktorielles Geschehen aufzufassen (27, 36). Obgleich die Mehrzahl lebensgefährlicher Arrhythmien durch ventrikuläre Rhythmusstörungen bedingt ist, gibt es auch plötzliche Todesfälle durch Kammerflimmern, die durch supraventrikuläre Arrhythmien bedingt sind: Von den supraventrikulären tachykarden Rhythmusstörungen sind besonders Patienten mit akzessorischen Leitungsbahnen gefährdet, an Kammerflimmern zu versterben (6, 9, 37). Lebensgefährliche Rhythmusstörungen gehen meistens mit Tachyarrhythmien und breitem QRS-Komplex ($\geq 0,12$ s) einher; dennoch sind auch Tachykardien mit breitem QRS-Komplex bekannt, die supraventrikuläre Ursprungsorte haben und prognostisch günstig sind (22, 38). In der vorliegenden Arbeit sollen diagnostische und therapeutische Aspekte von Rhythmusstörungen mit breitem QRS-Komplex besprochen werden.

Formen von Tachyarrhythmien mit breitem QRS-Komplex

Tachyarrhythmien mit breitem QRS-Komplex können durch Rhythmusstörungen mit Ursprungsorten oberhalb und unterhalb des His-Bündels hervorgerufen werden (Abb. 1). Supraventrikuläre Tachyarrhythmien (Sinustachykardie, AV-Knoten-Reentry-Tachykardie, Vorhofflimmern, Vorhofflattern) gehen mit breiten QRS-Komplexen bei vorbestehendem Schenkelblock oder funktioneller intraventrikulärer Leitungsstörung einher sowie bei aberranter atrioventrikulärer Überleitung (2). Besonders beim Vorliegen akzessorischer Leitungsbahnen können breite QRS-Komplex-Tachykardien auftreten (39); sie werden bei orthodromer „circus movement"-Tachykardie (anterograde Leitung über Vorhof-AV-Knoten-His-Bündel, retrograde Leitung über die akzessorische Bahn) und vorbestehendem oder funktionellem Schenkelblock beobachtet und besonders bei antidromen „circus movement"-Tachykardien, bei denen es zu einer anterograden Leitung über die akzessorische Bahn und einer retrograden Leitung über Ventrikel – His-Bündel – AV-Knoten und Vorhof kommt (1, 18, 19). Linksschenkelblockartige, breite QRS-Komplex-Tachykardien werden typischerweise beim Vorliegen von Mahaim-Fasern (nodo-ventrikuläre Fasern) beobachtet (35). In seltenen Fällen können auch ektop atriale Tachykardien bei vorbestehendem Schenkelblock, anterograder Leitung über eine akzessorische Bahn oder über eine Mahaim-Faser mit breiten QRS-Komplex-Tachykardien einhergehen, ebenso wie AV-Knoten-Reentry-Tachykardien mit anterograder Leitung über einen „Bystander" Bypass-Trakt (3, 24, 28). Klassischerweise sind ventrikuläre Rhythmusstörungen wie monomorphe oder polymorphe ventrikuläre Tachykardien, Torsade de pointes-Tachykardien, Kammerflattern oder Kammerflimmern durch breite QRS-Komplexe charakterisiert (4, 40).

Differentialdiagnose im Oberflächen-EKG

Ebenso wie bei der Analyse von Tachykardien mit schmalen QRS-Komplexen kommt dem 12-Kanal-Oberflächen-EKG auch bei verbreitertem QRS-Komplex (QRS-Breite $\geq 0,12$ s) entscheidende Bedeutung zu (29).

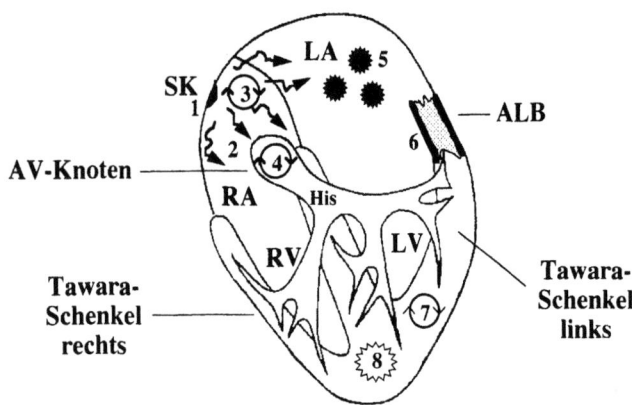

Abb. 1 Schematische Darstellung der Ursprungsorte von Tachykardien mit breitem QRS-Komplex. *Abkürzungen:* ABL = Aberrante Leitung, ALB = Akzessorische Leitungsbahn, AV = atrioventrikulär, His = His-Bündel, LA = linker Vorhof, LV = linker Ventrikel, RA = rechter Vorhof, RV = rechter Ventrikel, SBB = Schenkelblockbild, SK = Sinusknoten. Ziffern: 1 – Sinusknoten-Tachykardie mit SBB, 2 – Vorhofflimmern mit SBB/ABL, 3 – Vorhofflattern mit SBB/ABL, 4 – AV-Knoten-Reentry-Tachykardien mit Bystander, 5 – ektop atriale Tachykardien mit SBB, 6 – „circus movement"-Tachykardien bei ALB, 7 – Kammertachykardien, 8 = Kammerflattern/Kammerflimmern

Tab. 1 Differentialdiagnose von Tachykardien mit breitem QRS-Komplex (QRS-Breite ≥ 0,12 s) (modifiziert nach Wellens et al. [38])

1. AV-Dissoziation	ja	→VT
2. Breite QRS-Komplex	>0,14 s	→VT
	Beachte: a) SVT bei vorbestehendem SBB b) SVT mit anterograder Leitung über ALB	
3. Linkstypische Achse des QRS-Komplexes		→VT
	Beachte: a) SVT bei vorbestehendem SBB b) SVT mit anterograder Leitung über ALB	
4. Morphologie des QRS-Komplexes		
RSBB	V_1: mono-/biphasisch	→VT
	V_6: R/S < 1	→VT
LSBB	V_1: R (Tachy) < R (Sinus)	→SVT
	R (Tachy) > R (Sinus)	→VT
	$V_{1/2}$: „Kerbe" (S-Zacke)	→VT
	V_6: qR-Konfiguration	→VT

Abkürzungen: ALB = akzessorische Leitungsbahn, AV = Atrioventrikulär, LSBB = Linksschenkelblockbild, RSBB = Rechtsschenkelblockbild, SBB = Schenkelblockbild, SVT = supraventrikuläre Tachykardie, Tachy = Tachykardie, VT = ventrikuläre Tachykardie

Auch bei diesen tachykarden Rhythmusstörungen ist eine systematische EKG-Analyse notwendig, die in mehr als 90% der Fälle eine richtige Diagnose erlaubt (41). Folgende Fragen sollten bei Vorliegen eines EKGs mit breiten QRS-Komplexen beantwortet werden:
1. Wie ist die Beziehung von Vorhof und Kammer?
2. Ist der QRS-Komplex während der Tachykardie mäßig breit (QRS-Breite 120–140 ms) oder sehr breit (QRS-Breite > 140 ms)?
3. Welche Lagetypen liegen bei der breiten QRS-Tachykardie vor?
4. Finden sich auffällige Befunde in den Brustwandableitungen V_1 und V_6?
5. Wie ist die Konfiguration der QRS-Komplexe in den Brustwandableitungen V_1–V_6?
6. Sind die RR-Intervalle regelmäßig oder unregelmäßig?

Vorhof-Kammer-Relation

Die Suche nach Zeichen der AV-Dissoziation sollte bei Tachykardien mit breitem QRS-Komplex an erster Stelle stehen, da eine unabhängige elektrische Aktivität von Vorhöfen und Kammern typische Zeichen ventrikulärer Tachykardien sind (Tab. 1). Dennoch können bei ventrikulären Tachykardien AV-Dissoziationen nur in etwa 50% der Fälle beobachtet werden (38). Die AV-Dissoziation ist bei ventrikulären Tachykardien dadurch charakterisiert, dass in einzelnen oder mehreren EKG-Ableitungen P-Wellen abgrenzbar sind, die unabhängig von den QRS-Komplexen auftreten (Abb. 2); die Identifikation der P-Wellen kann schwierig oder unmöglich sein, weil die P-Wellen teilweise oder vollständig von QRS-Komplex und/oder T-Welle verdeckt sind. Daher sollte in jedem Fall, unabhängig vom EKG-Befund, nach klinischen Zeichen einer AV-Dissoziation gesucht werden (30).

Breite des QRS-Komplexes

Die Breite des QRS-Komplexes hat für die Differentialdiagnose von Tachykardien ohne Zweifel Bedeutung: QRS-Komplex-Tachykardien mit einer Breite von 110–140 ms sprechen eher für eine aberrante Leitung bei supraventrikulären Ursprungsorten, während QRS-Komplexe > 140 ms höchst suggestiv für das Vorliegen ventrikulärer Tachykardien sind (40, 41). Es ist bekannt, dass die Breite des QRS-Komplexes von der Grunderkrankung beeinflusst werden kann, und dass bei Patienten mit koronarer Herzkrankheit in der Regel breitere QRS-Komplexe vorliegen als bei idiopathischen ventrikulären Tachykardien (5, 16). Supraventrikuläre Tachykardien können ebenfalls mit QRS-Breiten > 0,14 s einhergehen, besonders bei präexistentem Schenkelblock oder bei AV-Überleitung über eine akzessorische Leitungsbahn (42).

Tachykardie-Lagetyp

Ein abnormer Lagetyp weist auf das Vorliegen ventrikulärer Tachykardien hin, besonders ein überdrehter Linkslagetyp (QRS-Achse –90° bis ±180°) (Abb. 3).

Abb. 2 12-Kanal-Oberflächen-EKG eines Patienten mit breiter QRS-Komplex-Tachykardie (QRS-Breite>0,12 s). Klassische Zeichen einer ventrikulären Tachykardie mit einer Frequenz von 144/min, atrioventrikulärer Dissoziation, überdrehtem Rechtstyp, rechtsschenkelblockartiger Deformierung der QRS-Komplexe und R/S-Relation <1 in Ableitung V_6. Die AV-Dissoziation ist besonders gut in den Ableitungen II und V_1 zu erkennen

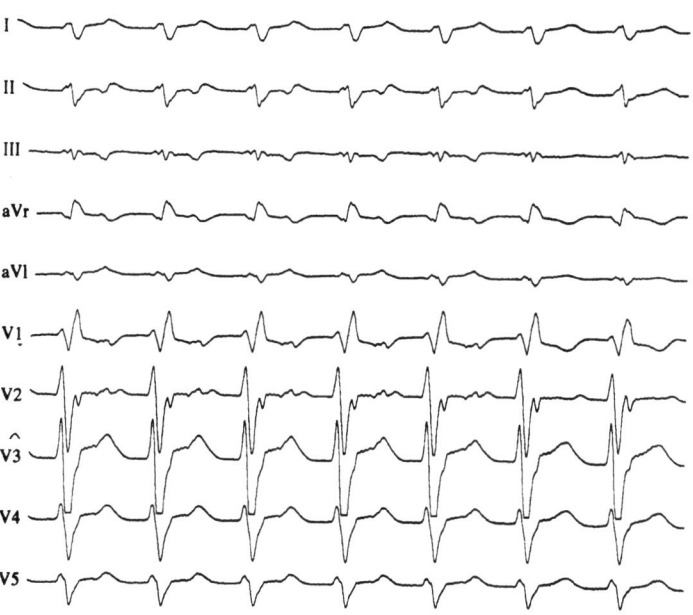

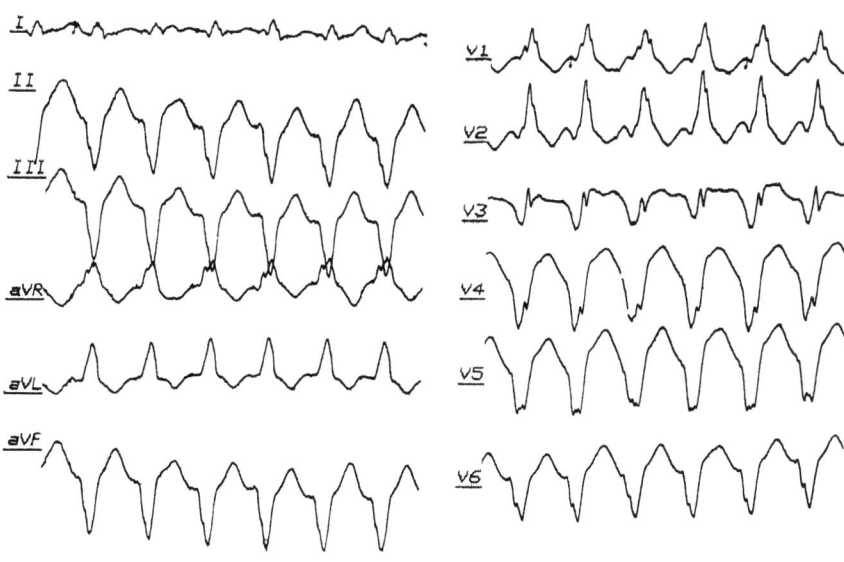

Abb. 3 12-Kanal-Oberflächen-EKG bei breiter QRS-Komplex-Tachykardie, Frequenz 180/min. Keine sicheren Zeichen der AV-Dissoziation, aber eindeutige andere Hinweise einer ventrikulären Tachykardie mit einer QRS-Breite von 0,16 s, überdreht linkstypischer elektrischer Achse, Rechtsschenkelblockmorphologie und R/S-Relation <1 in V_6

Die Morphologie der QRS-Komplexe (Rechts- oder Linksschenkelblock-Konfiguration) ist dabei ohne Bedeutung (5). Abnorme Lagetypen des Tachykardiekomplexes finden sich besonders bei Patienten mit Kammertachykardien nach Myokardinfarkt; demgegenüber haben Patienten mit idiopathischen ventrikulären Tachykardien oft eine normale Achse des QRS-Komplexes (5, 16, 38). In jedem Fall kann ein abnormer Lagetyp auch bei supraventrikulären Tachykardien, vorbestehendem oder funktionellem Schenkelblock beobachtet werden und bei Patienten mit AV-Überleitung über eine akzessorische Leitungsbahn (43).

Tachykardie-QRS-Komplex – Befunde in V_1 und V_6

Die Unterscheidung von ventrikulären Tachykardien und supraventrikulären Tachykardien mit präexistentem oder vorbestehendem Schenkelblock ist von differentialdiagnostischer Bedeutung (13). Diagnostische Hinweise für diese Differenzierung sind durch sorgfältige Analyse der QRS-Komplexe, getrennt für Rechts- und Linksschenkelblockkonfigurationen, zu erhalten (40). Besonders in den Brustwandableitungen V_1 und V_6 sind typische Zeichen vorhanden, die diagnostisch richtungsweisend sind.

Abb. 4 12-Kanal-Oberflächen-EKG bei Tachykardie (Frequenz 178/min) mit breitem QRS-Komplex (QRS-Breite 0,18 s). Typische monophasische Rechtsschenkelblock-Konfiguration in V_1 und breiter S-Zacke mit einer R/S-Relation <1 in V_6 als Zeichen für eine ventrikuläre Tachykardie. Weitere Hinweise für eine Kammertachykardie sind die abnorme elektrische Achse und die Breite des QRS-Komplexes. Zeichen der AV-Dissoziation sind nicht sicher zu erkennen

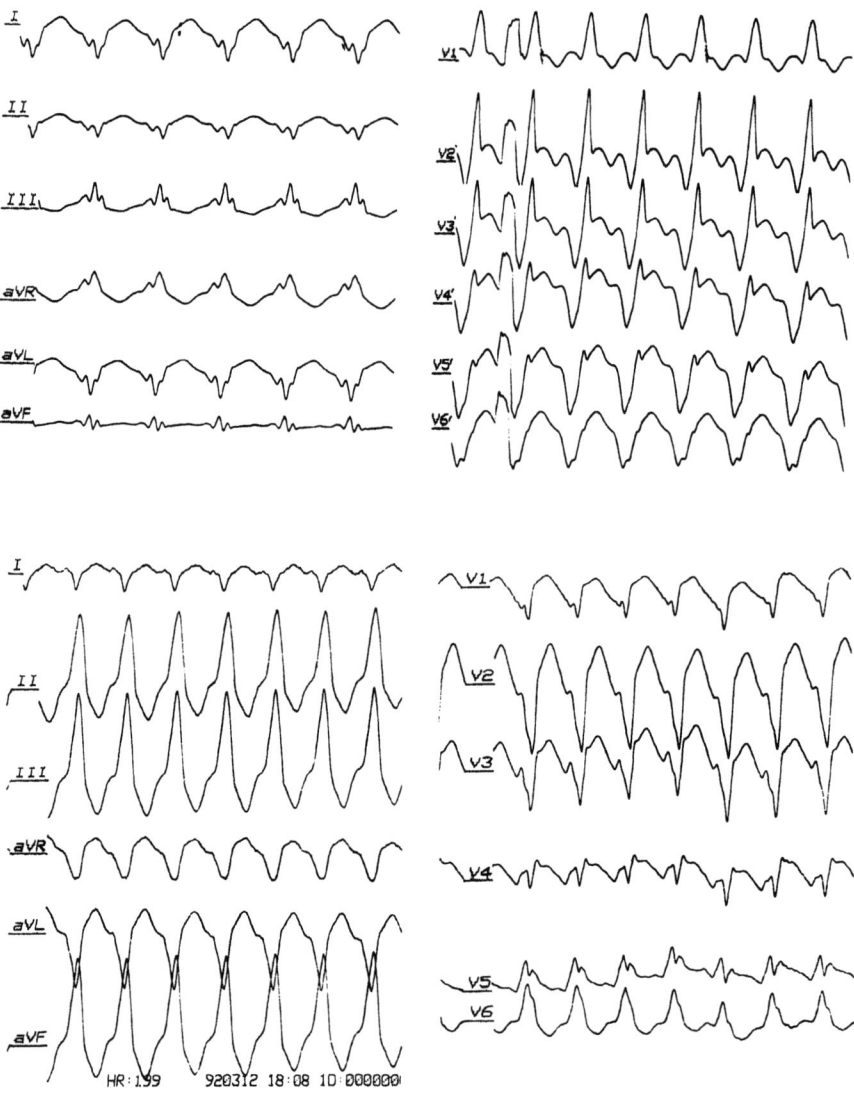

Abb. 5 12-Kanal-Oberflächen-EKG bei Tachykardie (Frequenz 199/min) mit breitem QRS-Komplex (QRS-Breite 0,20 s). Typische Linksschenkelblockkonfiguration in V_1 mit auffälliger „Kerbe" im abfallenden Schenkel der S-Zacke. Sichtbare „Kerben" auch in den Ableitungen V_2 und V_3. Intervall Beginn r-Zacke bis Spitze-S-Zacke 0,10 s. Weiterer Hinweis für eine Kammertachykardie ist die Breite des QRS-Komplexes

Tachykardien mit Rechtsschenkelblock-Konfiguration

Bereits 1970 wies Mariott darauf hin, dass bei breiten QRS-Komplex-Tachykardien mit rechtsschenkelblockartiger Konfiguration mono- oder biphasische QRS-Komplexe in V_1 Zeichen ventrikulärer Tachykardien sind, während triphasische QRS-Komplexe (rSR') als Parameter aberranter Leitungen bei supraventrikulären Arrhythmien anzusehen sind (13). Finden sich 2 positive Peaks in V_1, von denen der erste Peak eine höhere Amplitude als der zweite Peak hat, wird dieses als „rabbit ear sign" bezeichnet und als Hinweis für ventrikuläre Tachykardien angesehen (7). Ein umgekehrtes Phänomen (2 positive Peaks, bei denen der zweite Peak eine höhere Amplitude als der erste Peak hat) hat demgegenüber keine differentialdiagnostische Bedeutung (38). Eine tiefe S-Zacke mit R/S-Relation <1 oder ein QRS-Komplex in Ableitung V_6 sprechen für das Vorliegen ventrikulärer Tachykardien, ein triphasisches QRS-Komplex-Muster (qRS) in V_6 mit einer R/S-Relation >1 ist demgegenüber als Zeichen supraventrikulärer Rhythmusstörungen anzusehen (Abb. 4).

Tachykardien mit Linksschenkelblock-Konfiguration

Für differentialdiagnostische Überlegungen sind bei breiten QRS-Komplex-Tachykardien mit linksschenkelblockartiger Konfiguration ebenfalls die Brustwandableitungen V_1 und V_6 von besonderer Bedeutung (4, 22, 43): Ein kleines „r" in V_1 <0,04 s ist Zeichen aberranter Leitung, ebenso wie ein „unauffälliger" abfallender Schenkel der S-Zacke ohne Nachweis einer „Kerbe" und einem Intervall zwischen Beginn des QRS-Komplexes und der Spitze der S-Zacke <0,06 s (38). Zeichen ventrikulärer Tachykardien sind demgegenüber breite „r"-Zacken in V_1 (≥0,04 s), „Kerben" im abfallenden Schenkel der S-Zacke und ein Intervall „R bis Spitze S" ≥0,06 s (Abb. 5). In der Ableitung V_6 findet man bei ventrikulären Tachykardien häufig ein kleines Q, während dieses bei linksschenkelblockartigen Tachykardien und Aberranz nicht zu sehen ist (43).

Konfiguration der QRS-Komplexe

Das Vorkommen von QRS-Komplexen mit ähnlicher Morphologie in allen Brustwandableitungen wird als „concordant pattern" bezeichnet (38). Die Befunde eines „concordant pattern" sind bei breiten QRS-Komplex-Tachykardien von differentialdiagnostischer Bedeutung und erlauben eine Abgrenzung ventrikulärer Tachykardien von antidromen Tachykardien bei akzessorischen Leitungsbahnen (22, 40, 43): Sind die QRS-Komplexe in den Brustwandableitungen V_1–V_6 alle negativ („negative concordant pattern"), spricht dieses immer für das Vorliegen ventrikulärer Tachykardien, da ein solches EKG-Muster bei akzessorischen Leitungsbahnen mit antidromen Tachykardien nie vorkommen kann; die anterograde Leitung einer akzessorischen Leitungsbahn, die zu einem solchen EKG-Bild führen würde, müsste antero-apikal verlaufen, eine solche Lokalisation einer akzessorischen Leitungsbahn ist aber unbekannt (1). Auf der anderen Seite sind Tachykardien mit positiven QRS-Komplexen in allen Brustwandableitungen („positive concordant pattern") sowohl bei ventrikulären Tachykardien, deren Ursprungsorte in der posterioren Wand des linken Ventrikels liegen als auch bei posterior lokalisierten akzessorischen Leitungsbahnen bekannt und daher ohne differentialdiagnostische Bedeutung (3).

RR-Intervalle

Breite QRS-Komplex-Tachykardien sind bei supraventrikulären Tachykardien (Sinustachykardien, ektop atriale Tachykardien, AV-Knoten-Reentry-Tachykardien, „curcus movement" Tachykardien), bei denen ein präexistenter Schenkelblock vorliegt oder bei denen es zum Auftreten eines funktionellen Schenkelblocks kommt, durch regelmäßige RR-Intervalle charakterisiert (30, 38). Auch monomorphe Kammertachykardien haben regelmäßige RR-Intervalle (40, 41). Unregelmäßige RR-Intervalle weisen demgegenüber bei breiten QRS-Komplexen auf das Vorliegen eines Schenkelblockbildes bei tachykardem Vorhofflimmern oder schneller AV-Überleitung bei Vorhofflattern hin und können bei Vorhofflimmern/-flattern außerdem mit einer anterograden Leitung über eine akzessorische Leitungsbahn assoziiert sein. Irreguläre breite QRS-Komplex-Tachykardien sind charakteristisch für polymorphe ventrikuläre Tachykardien, für Torsade de pointes-Tachykardien und für Kammerflimmern (8, 34).

Weitere hilfreiche EKG-Befunde zur Differentialdiagnose

Auf die Bedeutung des Oberflächen-Elektrokardiogramms bei Sinusrhythmus zur Differentialdiagnose von Tachykardien mit breitem QRS-Komplex wurde an anderer Stelle hingewiesen (30). Besonders bei jungen Patienten mit ventrikulären Tachykardien und arrhythmogener rechtsventrikulärer Dysplasie/Kardiomyopathie (ARVD/C) finden sich typische Befunde: Die Tachykardien dieser Patienten haben aufgrund der Tachykardieursprungsorte im rechten Ventrikel klassischerweise eine linksschenkelblockartige Konfiguration; die elektrische Achse identifiziert den Tachykardieursprungsort: Eine rechtstypische oder steiltypische Achse charakterisiert den rechtsventrikulären Ausflusstrakt, eine überdrehte linkstypische Achse weist auf die Spitze des rechten Ventrikels hin und eine überdrehte linkstypische Achse ist typisch für Tachykardieursprungsorte im inferioren Anteil des rechtsventrikulären Einflusstraktes (46). Die drei Prädilektionsstellen bilden das von Marcus beschriebene „Dreieck der Dysplasie" („triangle of dysplasia"). Im 12-Kanal-Oberflächen-EKG finden sich bei Sinusrhythmus typischerweise in den rechtspräkordialen Ableitungen V_1–V_3 Repolarisationsstörungen mit schulterförmig angehobener ST-Strecke und T-Negativierungen, deren Ausmaß mit den morphologischen Veränderungen des rechten Ventrikels zu korrelieren scheint. Charakteristischerweise, aber nur relativ selten nachweisbar, kann ein so genanntes „Epsilon-Potential" in den Ableitungen V_1–V_3 registriert werden, das als Spätpotential im aufsteigenden Schenkel der S-Zacke des QRS-Komplexes in den Ableitungen V_1–V_3 zu erkennen ist (Abb. 6).

Therapeutische Maßnahmen

Beim Vorliegen von Tachykardien mit breitem QRS-Komplex ist in erster Linie der Mechanismus der Rhythmusstörung zu klären und die hämodynamische Situation ist besonders zu berücksichtigen (Abb. 7). Im Gegensatz zu supraventrikulären Arrhythmien, deren Differentialdiagnose und -therapie an anderer Stelle besprochen wurde, liegt bei Patienten mit Kammertachykardien, Kammerflattern oder Kammerflimmern sehr häufig eine kardiale Grunderkrankung mit eingeschränkter linksventrikulärer Pumpfunktion vor. Diese Tachykardien können hämodynamisch gut toleriert werden, aber auch schnell zu einer instabilen Situation oder zum kardiogenen Schock führen (27, 29). Bei hämodynamischer Instabilität oder drohender kardialer Dekompensation ist daher die DC-Kardioversion unverzüglich durchzuführen (14). Tachykardien mit stabilen Kreislaufverhältnissen sollten zunächst einmal sorgfältig klinisch untersucht werden und die erhobenen Befunde sollten mit dokumentierten EKG-Zeichen zur Diagnose

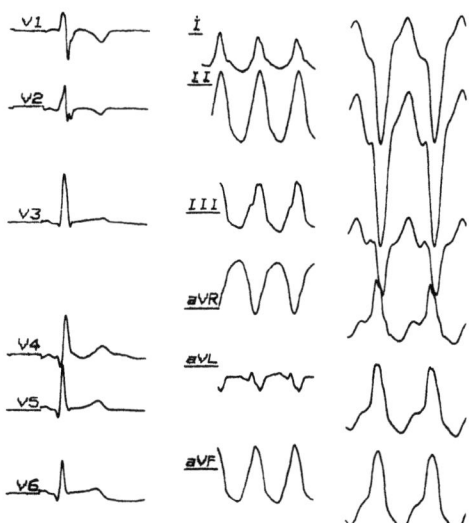

Abb. 6 12-Kanal-Oberflächen-EKG bei Tachykardie (Frequenz 187/min) mit breitem QRS-Komplex (QRS-Breite 0,15 s) (rechte Bildhälfte) und Brustwand-EKG-Ableitungen V_1–V_6 im Sinusrhythmus (linke Bildhälfte) bei einem Patienten mit arrhythmogener rechtsventrikulärer Dysplasie/Kardiomyopathie. Nachweis einer breiten QRS-Komplex-Tachykardie mit linksschenkelblockartiger Konfiguration und steiltypischer elektrischer Achse als Hinweis eines Tachykardieursprungsortes im rechtsventrikulären Ausflusstrakt. Bei Sinusrhythmus gut erkennbare Repolarisationsstörungen und das so genannte „Epsilon-Potential" in den rechtspräkordialen Ableitungen V_1–V_2

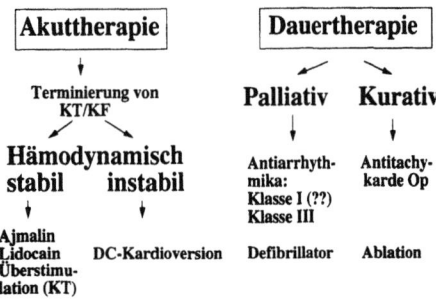

Abb. 7 Therapeutisches Vorgehen bei ventrikulären Arrhythmien. Möglichkeiten der Akut- und Dauertherapie bei Tachykardien mit breiten QRS-Komplexen. Abkürzungen: KF = Kammerflimmern, KT = Kammertachykardie

der vorliegenden Rhythmusstörungen führen (30). Für die Akuttherapie stabiler ventrikulärer Tachykardien stehen eine Reihe von medikamentösen und alternativen Maßnahmen zur Verfügung, deren Applikation von Tachykardieform, Tachykardiemechanismus und vorliegender Grunderkrankung abhängig ist (12, 15).

Monomorphe ventrikuläre Tachykardien

Bei monomorphen ventrikulären Tachykardien sind Ajmalin (50–100 mg i.v. über 5 Minuten) oder Procainamid (10 mg/kg Körpergewicht i.v.) bei Patienten ohne Zeichen einer akuten myokardialen Ischämie als Mittel der ersten Wahl anzusehen (Abb. 8). Besonders bei Patienten mit Kammertachykardien im chronischen Infarktstadium ist Ajmalin wesentlich effektiver als Lidocain (31), während bei Vorliegen akut ischämisch bedingter Kammertachykardien die intravenöse Gabe von Lidocain (100–150 mg i.v.) zu bevorzugen ist (Tab. 2). Andere spezifische Antiarrhythmika wie Sotalol (20 mg über 5 min i.v.), Propafenon (1–2 mg/kg i.v. Flecainid), (1–2 mg/kg i.v.) oder Amiodaron (150–300 mg über 5 min i.v., Dauerinfusion 1050 mg/Tag über Perfusor) spielen als Medikamente der ersten Wahl zur Akutterminierung ventrikulärer Tachykardien eher eine untergeordnete Rolle, wenngleich diese Medikamente im Einzelfall sehr erfolgreich sein können (21, 48). Führt die medikamentöse Therapie nicht zur Terminierung einer ventrikulären Tachykardie, sollte in Kliniken mit der Möglichkeit einer elektrophysiologischen Intervention eine Überstimulation mittels Elektrodenkatheter vom rechten Ventrikel aus durchgeführt werden oder, falls eine solche Maßnahme nicht möglich oder nicht erfolgreich ist, muss die elektrische Kardioversion in Kurznarkose erfolgen (R-Zacken getriggert, 200–360 Ws) (Tab. 3). In wenigen Fällen liegen monomorphe ventrikuläre Tachykardien vor, die durch Antiarrhythmika, Überstimulation und/oder elektrische Kardioversion nicht beeinflusst werden können, oft schon lange (Stunden–Wochen!) bestehen und deshalb als „unaufhörlich" (incessant) bezeichnet werden. Bei diesen Patienten sollte keine medikamentöse Polypragmasie erfolgen, sondern unmittelbar die Indikation zur notfallmäßigen Katheterablation gestellt werden (32).

Polymorphe ventrikuläre Tachykardien

Eine besondere Situation liegt bei Patienten mit polymorphen ventrikulären Tachykardien vor, deren Mechanismen nicht in allen Einzelheiten geklärt sind, und die mitunter schwierig zu behandeln sind. Polymorphe ventrikuläre Tachykardien, die durch angeborene QT-Zeit-Verlängerungen bedingt sind, haben in der Regel das charakteristische Bild von Torsade de pointes-Tachykardien (30). Polymorphe ventrikuläre Tachykardien werden darüber hinaus bei erworbenen QT-Zeit-Verlängerungen beobachtet, und treten typischerweise 3–4 Tage nach Beginn einer antiarrhythmisch-medikamentösen Therapie, vor allem mit Chinidin (Häufigkeit 1–8%), aber auch mit anderen Antiarrhythmika der Klassen I und III auf (34). Die Therapie solcher Rhythmusstörungen liegt zunächst im sofortigen Absetzen des auslösenden Agens und im Ausgleich von vorliegenden Elektrolytentgleisungen. Bei hämodynamisch stabiler Situation sollte Isoproterenol (1–4 µg/min i.v.) zur Herzfrequenzsteigerung, QT-Zeit-Verkürzung und Unterdrückung von Nachpotentialen infundiert werden, alternativ führen

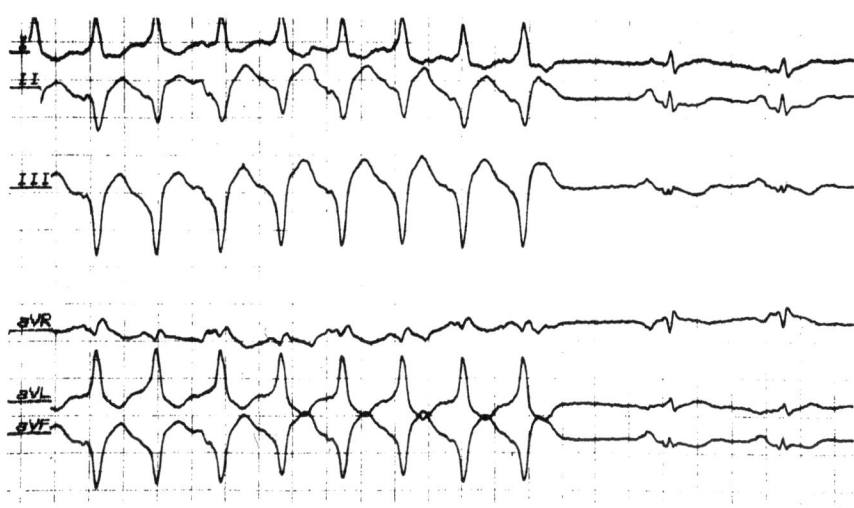

Abb. 8 Extremitäten-EKG-Ableitungen bei einem Patienten mit breiter QRS-Komplex-Tachykardie (QRS-Breite 0,16 s, Tachykardie-Frequenz 186/min). Klassische Zeichen einer ventrikulären Tachykardie mit AV-Dissoziation und pathologischem Lagetyp. Erfolgreiche Terminierung durch Injektion von 50 mg Ajmalin i.v.

Tab. 2 Medikamente zur Notfalltherapie von Tachykardien mit breitem QRS-Komplex (QRS-Breite ≥ 0,12 s)

Medikament	Dosis i.v.	Applikationsdauer	Typische Nebenwirkungen
Klasse I-AA			
Ajmalin	50–100 mg	5 min	Hitzegefühl, Hypotonie
Flecainid	2 mg/kg	5 min	Bradykardie, Schwindel, AV-Blockierungen, Kammerflimmern
Lidocain	100 mg	1 min	Kammerflimmern, Tremor
Procainamid	10–15 mg/kg	50 mg/min	Hypotonie
Propafenon	1–2 mg/kg	3–5 min	Bradykardie, gastrointestinale NW, SA-, AV-Blockierungen
Klasse III-AA			
Amiodaron	150–300 mg	5–10 min	Hypotonie, Bradykardie
Sotalol	20 mg	5 min	Hypotonie, Proarrhythmie (Torsade de pointes), Bronchospasmus
Elektrolyte			
Magnesiumsulfat	2 g	15 min	Flush, Schwitzen, Übelkeit, AV-Blockierungen, Bradykardie, RR-Abfall
Vagolytika			
Atropin	0,5–1,0 mg	Bolus	Trockene Schleimhäute, Sehstörungen, Hyperthermie, Unruhe
Katecholamine			
Isoproterenol	1–4 µg/kg/min	Dauerinf.	Katecholamin-NW

Abkürzungen: AA = Antiarrhythmika, AV = Atrioventrikulär, Dauerinf. = Dauerinfusion, g = Gramm, kg = Kilogramm, KG = Körpergewicht, min = Minuten, NW = Nebenwirkungen, SA = Sinu-atrial, RR = Blutdruck

Atropin (0,5–1,0 mg i.v., maximal 0,04 mg/kg i.v.) oder eine temporäre rechtsatriale Schrittmacherstimulation zu ähnlichen Effekten mit guten Therapieerfolgen (Tab. 3). Eine Schrittmacherstimulation hat gegenüber einer Isoprenalininfusion den Vorteil, dass Risiken, wie die Auslösung von Angina pectoris-Anfällen oder einer arteriellen Hypertonie, vermieden werden. Polymorphe ventrikuläre Tachykardien ohne QT-Zeit-Verlängerungen werden vor allem bei Patienten mit koronarer Herzkrankheit beobachtet, vielfach im Rahmen einer akuten myokardialen Ischämie (14). Die therapeutischen Interventionen liegen bei solchen Patienten in der Akutrevaskularisation durch PTCA oder Bypass-Operation, alternativ wird die intravenöse Applikation von Amiodaron (150–300 mg i.v.) empfohlen. Demgegenüber sind Klasse I-Antiarrhythmika unter solchen Voraussetzungen nicht geeignet, da sie vielfach zur Aggravation der Rhythmusstörungen führen (8).

Torsade de pointes-Tachykardien

Torsade de pointes-Tachykardien werden bei angeborenen (Romano-Ward-Syndrom, Jervell-Lange-Nielson-Syndrom) oder (wesentlich häufiger) erworbenen QT-Zeit-Verlängerungen beobachtet (30). Bei diesen morphologisch typischen „Spitzenumkehr-Tachykardien" wird eine parenterale hochdosierte Therapie mit Magnesium (initial Magnesiumsulfat 2 g als Bolus i.v. über 5 Minuten, bei Erfolglosigkeit weitere 2 g MgSO$_4$ über 15 Minuten mit möglicher weiterer Infusion von 500 mg/Stunde i.v.) empfohlen (Tab. 2, 3). Zur Vermei-

Tab. 3 Primäres therapeutisches Vorgehen bei Tachykardien mit breitem QRS-Komplex (QRS-Breite≥0,12 s)

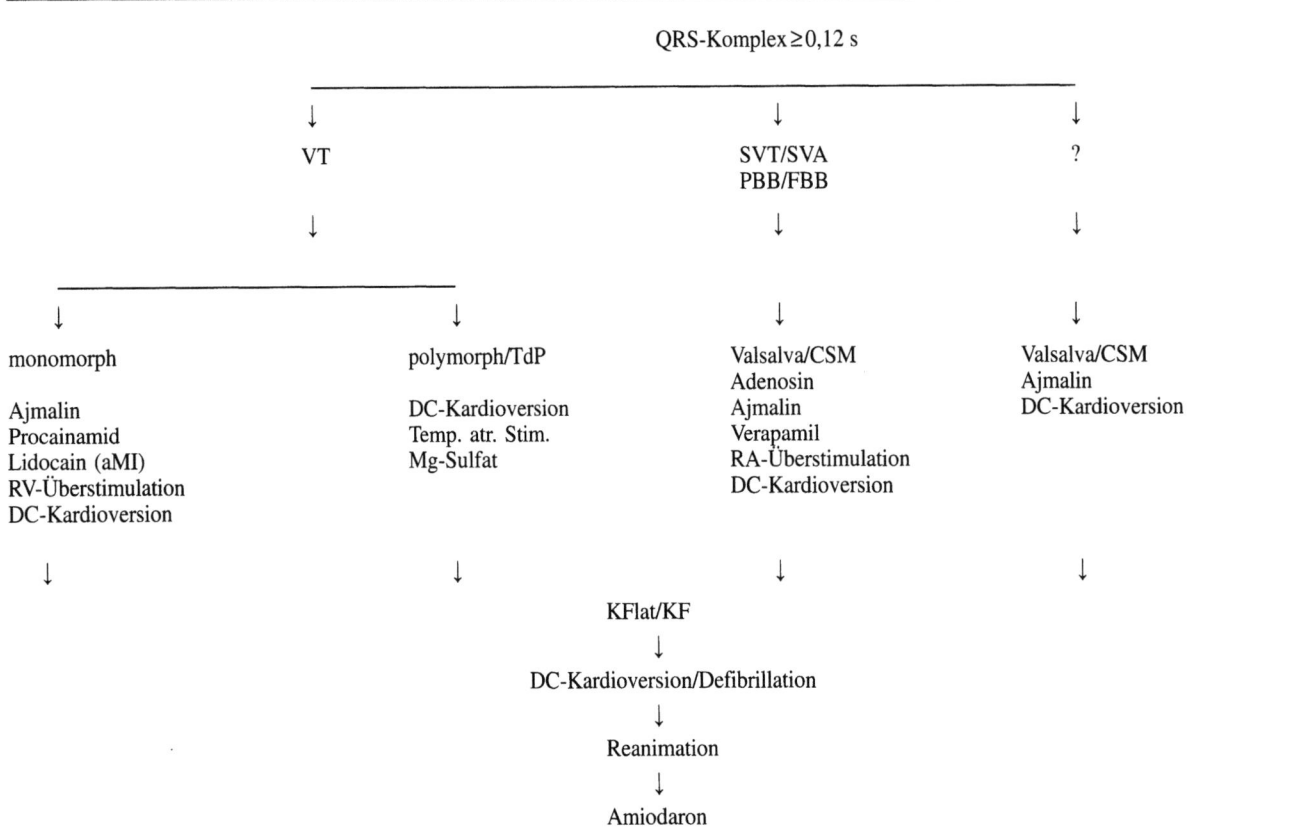

Abkürzungen: aMI = akute myokardiale Ischämie, Atr = atriale, Mg = Magnesium, CSM = Carotis Sinus-Massage, FBB = Funktionelles Schenkelblockbild, KF = Kammerflimmern, KFlat = Kammerflattern, PBB = Präexistentes Schenkelblockbild, RA = Rechter Vorhof, RV = Rechtsventrikulär, Stim = Stimulation, SVA = Supraventrikuläre Arrhythmien, SVT = supraventrikuläre Tachykardie, TdP = Torsade de pointes-Tachykardie, Temp = Temporär, VT = Ventrikuläre Tachykardie, ? = Diagnose unklar

dung häufiger Rezidive polymorpher ventrikulärer Tachykardien bei QT-Zeit-Verlängerung können eine Behandlung mit Isoproterenol (1–4 µg/kg/min i.v.) oder eine temporäre rechtsatriale Schrittmacherstimulation notwendig werden (8, 33).

Kammerflattern/Kammerflimmern

Kammerflattern und Kammerflimmern sind lebensgefährliche Rhythmusstörungen, die eine frühzeitige Defibrillation mit sofortigen Reanimationsmaßnahmen erfordern (Abb. 9). Durch kardiopulmonale Reanimationsmaßnahmen wird in dieser Situation ein Minimalkreislauf aufrecht erhalten, der zu diesem Zeitpunkt durch Adrenalin (1 mg i.v. oder über einen Tubus) unterstützt werden kann (Tab. 3). Andere spezifische Maßnahmen richten sich nach bekannten Algorithmen der Reanimation (45). Für die Akuttherapie therapierefraktären Kammerflimmerns wurde kürzlich im Rahmen der ARREST-Studie nachgewiesen, dass die Applikation von 300 mg Amiodaron i.v. (44%) im Vergleich zu Placebo (34%) häufiger dazu führte, dass die Patienten einer stationären Behandlung zugeführt werden konnten, so dass Amiodaron unter Reanimationsbedingungen als therapeutische Alternative angesehen werden muss (11). Ähnliche Beobachtungen einer erfolgreichen Behandlung mit Amiodaron bei Kammerflimmern wurden auch von anderen Autoren gemacht (10).

Akuttherapie bei unklarem Tachykardie-Typ

Das Spektrum von Tachykardien mit breitem QRS-Komplex reicht von supraventrikulären Tachykardien mit präexistentem oder funktionellem Schenkelblock bis hin zu Tachykardien bei akzessorischen Leitungsbahnen oder ventrikulären Tachykardien (33). Obgleich systematische Analysen klinischer Befunde und elektrokardiographischer Phänomene in mehr als 90% der Fälle zu einer definitiven Diagnose führen, bleibt diese bei wenigen Patienten unklar (1, 2, 38). Das therapeutische

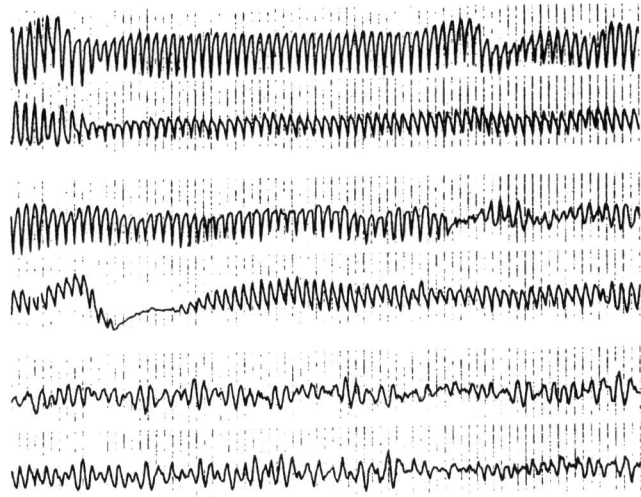

Abb. 9 Monitor-EKG eines Patienten mit Kammerflattern 11 Monate nach Vorderwandinfarkt. Degeneration in Kammerflimmern

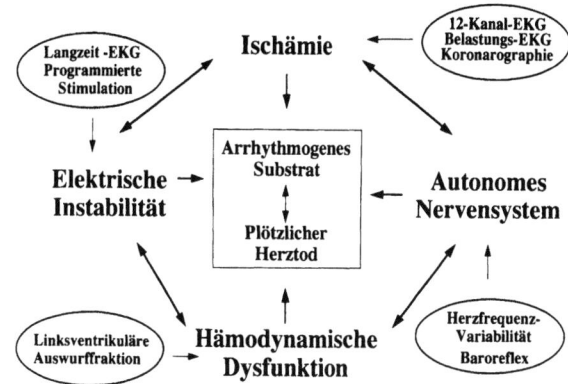

Abb. 10 Schematische Darstellung von Einflüssen auf arrhythmogenes Substrat und plötzlichen Herztod. Erfassung und Beurteilung wichtiger Parameter durch unterschiedliche diagnostische Verfahren. Abkürzung: EKG = Elektrokardiogramm

Vorgehen sollte auch für solche Patienten gut überlegt sein: Bei instabiler hämodynamischer Situation ist die sofortige DC-Kardioversion zu empfehlen (Tab. 3). Eine Analyse der Elektrokardiogramme vor und nach Kardioversion führt dann möglicherweise zur richtigen Diagnose (30). Ist die Kreislauf-Situation stabil, sollten zunächst vagale Manöver angewendet werden, die bei Tachykardien mit Leitung über den AV-Knoten vielfach zur Terminierung der Tachykardie führen (29). Versagen diese Maßnahmen, sind als Medikamente der Wahl Ajmalin (50–100 mg i.v.) oder Procainamid (10 mg/kg i.v.) vorzuschlagen, die sowohl bei supraventrikulären wie auch bei ventrikulären Tachykardien wirksam sind, und die zu einer Verlängerung der Refraktärzeit von Ventrikel, akzessorischer Leitungsbahn und der schnell leitenden retrograden Bahn bei AV-Knoten-Reentry-Tachykardien führen (20, 23). In keinem Fall sollte bei unklarer Situation Verapamil i.v. appliziert werden, da bei Kammertachykardien und koronarer Herzkrankheit schwere hämodynamische Verschlechterungen bis hin zur Notwendigkeit einer notfallmäßigen Kardioversion beobachtet wurden (44). Auch die Gefahr von Kammerflimmern bei akzessorischen Leitungsbahnen durch Blockierung der AV-Überleitung durch Verapamil ist eine bekannte, nicht erwünschte und vermeidbare Nebenwirkung von Verapamil (6). Alternativ kann bei jeder tachykarden Rhythmusstörung eine R-Zacken- getriggerte Kardioversion in Kurznarkose durchgeführt werden.

Alternatives therapeutisches Vorgehen

Im Gegensatz zu Tachykardien mit schmalem QRS-Komplex, bei denen die Akutterminierung bereits zu einer zufriedenstellenden Situation führt, sind bei Patienten mit breiten QRS-Komplex-Tachykardien durch begleitende kardiale Grunderkrankung und dadurch bedingte Folgen weitere diagnostische und therapeutische Maßnahmen notwendig (Abb. 10). Diese Verfahren müssen klären, ob hämodynamische Dysfunktion oder myokardiale Ischämie Trigger für ein arrhythmogenes Substrat und eine elektrische Instabilität sind, die dann natürlich neben der Tachykardie adäquat behandelt werden müssen (12, 14, 47). In jedem Fall ist bei Patienten mit breiten QRS-Komplex-Tachykardien eine Risikostratifikation anhand aller erhobenen Parameter notwendig, um einen plötzlichen Herztod als Folge hämodynamischer, ischämischer oder elektrophysiologischer Phänomene zu verhindern (17, 49).

Schlussfolgerungen

Das Auftreten von Tachykardien mit breitem QRS-Komplex ist in der Intensiv- und Notfallmedizin nicht ungewöhnlich und wird besonders bei Patienten mit kardialer Grunderkrankung und eingeschränkter linksventrikulärer Pumpfunktion beobachtet. Während Tachykardien mit schmalem QRS-Komplex in der Regel zwar vom Patienten sofort bemerkt werden, ist die hämodynamische Situation stabil und die Patienten tolerieren die Tachykardie in der Regel physisch und psychisch recht gut. Tachykardien mit breitem QRS-Komplex, die bei der überwiegenden Mehrzahl der Patienten durch ventrikuläre Tachyarrhythmien hervorgerufen werden, führen demgegenüber meistens zu einem völlig andersartigen klinischen Bild: Die Patienten sind ängstlich, haben oft Zeichen eines verminderten Herz-Zeit-Volumens und übertragen ihre Angst auf Angehörige und behandelnde Ärzte, so dass die Vorstellung von Patienten mit breiten QRS-Komplex-Tachykardien häufig von Panik und Chaos begleitet ist. Das Auftreten von Tachykardien mit breiten QRS-Komplexen sollte daher zunächst einmal zu einem überlegten Handeln in Ruhe führen, das unter Berücksichtigung aller vorgestellten Befunde in hohem Maße auch erfolgreich ist. Dazu gehören aber klare Vorstellungen über Arrhythmietyp, -mechanismus, klinische Befunde und Kenntnisse zu medikamentösen und alternativen therapeutischen Verfahren.

Literatur

1. Atie J, Brugada P, Brugada J, Smeets JLRM, Cruz FES, Peres A, Pourkens MP, Wellens HJJ (1990) Clinical and electrophysiologic characteristics of patients with antidromic circus movement tychycardia in the Wolff-Parkinson-White syndrome. Am J Cardiol 66:1082–1091
2. Chen SA, Tai CT, Chiang CE, Chang MS (1997) Role of the surface electrocardiogram in the diagnosis of patients with supraventricular tachycardia. In: Scheinman MM (Hrsg) Cardiology clinics – advances in supraventricular tachycardia. WB Saunders Company, Philadelphia, S 539–565
3. Chiang CE, Chen SA, Teo WS et al. (1995) An accurate stepwise electrocardiographic algorithm for localization of accessory pathways in patients with Wolff-Parkinson-White syndrome: from a comprehensive analysis of delta waves and R/S ratio during sinus rhythm. Am J Cardiol 76:40–46
4. Coumel P (1987) Diagnostic significance of the QRS wave form in patients with ventricular tachycardia. In: Barold SS (Hrsg) Cardiology clinics – 12-lead electrocardiography. WB Saunders Company, Philadelphia, S 527–540
5. Coumel P, Leclerq JF, Attuel P et al. (1984) The QRS morphology in postmyocardial infarction ventricular tachycardia. A study of 100 tracings compared with 70 cases of idiopathic ventricular tachycardia. Eur Heart J 5:792–799
6. Della Bella P, Brugada P, Talajic M, Lemery R, Torner P, Lezaun R, Dugernier T, Wellens HJJ (1991) Atrial fibrillation in patients with an accessory pathway: importance of the conduction properties of the accessory pathway. J Am Coll Cardiol 17:1352–1356
7. Gozensky C, Thorne D (1975) Rabbit ears: an aid in distinguishing ventricular ectopy from aberration. Heart Lung 3:634–639
8. Grogin HR, Scheinman MM (1993) Evaluation and management of patients with polymorphic ventricular tachycardia. In: Akhtar M (Hrsg) Cardiology clinics – cardiac arrhythmias and related syndromes. WB Saunders Company, Philadelphia, S 39–54
9. Klein GJ, Bashore TM, Sellers TD (1979) Ventricular fibrillation in the Wolff-Parkinson-White syndrome. N Engl J Med 301:1080–1085
10. Kowey PR, Marinchak RA, Rials SJ, Filart RA (1997) Intravenous amiodarone. J Am Coll Cardiol 29:1190–1198
11. Kudenchuk PJ, Cobb LA, Copass MK, Cummins RO, Doherty AM, Fahrenbruch CE, Hallstrom AP, Murray WA, Olsufka M, Walsh T (1999) Amiodarone for resuscitation after out-of-hospital cardiac arrest due to ventricular fibrillation. N Engl J Med 341:871–878
12. Marchlinski FE, Zado ES, Callans DJ, Patel VV, Ashar MS, Hsia HH, Russo AM (2000) Hybrid therapy for ventricular arrhythmia management. In: Miller JM (Hrsg) Cardiology clinics – ventricular arrhythmias. WB Saunders Company, Philadelphia, S 391–406
13. Mariott HJL (1970) Differential diagnosis of supraventricular and ventricular tachycardia. Geriatrics 25:91–102
14. Miller JM, Coppess MA, Altemose GT, Gervacio-Domingo G, Scott LR (2000) Management of postinfarct ventricular tachycardias. In: Miller JM (Hrsg) Cardiology clinics – ventricular arrhythmias. WB Saunders Company, Philadelphia, S 293–307
15. Mitchell LB (2000) Drug therapy of sustained ventricular tachyarrhythmias. Is there still a role? In: Miller JM (Hrsg) Cardiology clinics – ventricular arrhythmias. WB Saunders Company, Philadelphia, S 357–373
16. Mont L, Seixas T, Brugada P, Brugada J, Simonis F, Kriek E, Smeets JLRM, Wellens HJJ (1992) The electrocardiographic, clinical, and electrophysiologic spectrum of idiopathic monomorphic ventricular tachycardia. Am Heart J 124:746–753
17. Myerburg RJ, Mitrani R, Interian A et al. (1998) Interpretation of outcomes of antiarrhythmic clinical trials: design features and population impact. Circulation 97:1514–1521
18. Oren JW, Beckmann KJ, McClelland JH, Wang X, Lazzara R, Jackman WM (1993) A functional approach to the pre-excitation syndromes. In: Akhtar M (Hrsg) Cardiology clinics. WB Saunders Company, Philadelphia, S 121–149
19. Rinne C, Klein GJ, Sharma AD, Yee R (1987) Clinical usefulness of the 12-lead electrocardiogram in the Wolff-Parkinson-White syndrom. In: Barold SS (Hrsg) Cardiology clinics – 12-lead electrocardiogramm. WB Saunders Company, Philadelphia, S 499–509
20. Roden DM (1994) Risks and benefits of antiarrhythmic therapy. N Engl J Med 331:785–791
21. Ryan TJ, Antman EM, Brooks NH, Califf RM, Hillis D, Hiratzka LF, Rapaport E, Riegel B, Russell RO, Smith III EE, Weaver WD (1999) 1999 Update: ACC/AHA guidelines for the management of patients with acute myocardial infarction: executive summary and recommendations. A report of the American College of Cardiology/American Heart Association Task Force on Practice Guidelines (Comitee on management of acute myocardial infarction). Circulation 100:1016–1030
22. Sager PT, Bhandari AK (1991) Wide complex tachycardias. Differential diagnosis and management. In: Shah PK (Hrsg) Cardiology clinics – acute cardiac care. WB Saunders Company, Philadelphia, S 595–618
23. Stewart RB, Bardy GH, Greene HL (1986) Wide complex tachycardia: misdiagnosis and outcome after emergent therapy. Ann Intern Med 104:766–771
24. Tai CT, Chen SA, Chiang CE et al. (1996) Electrocardiographic and electrophysiologic characteristics of anteroseptal, midseptal, and para-hisian accessory pathways: implication for radiofrequency catheter ablation. Chest 109:730–740
25. Trappe HJ, Brugada P, Talajic M, Della Bella P, Lezaun R, Mulleneers R, Wellens HJJ (1988) Prognosis of patients with ventricular tachycardia and ventricular fibrillation: role of the underlying etiology. J Am Coll Cardiol 12:166–174
26. Trappe HJ, Heintze J, Lichtlen PR (1996) Identifikation des rhythmusgefährdeten Patienten. Nichtinvasive und invasive Diagnostik. Internist 37:34–44
27. Trappe HJ, Klein H, Lichtlen PR (1992) Ursachen des akuten Herz-Kreislauf-Stillstandes. Internist 33:289–294
28. Trappe HJ (1998) Atriale Tachykardien. Pathophysiologie – Klinik – Diagnostik – Therapie. In: Gonska BD (Hrsg) Invasive Elektrophysiologie – Lehrbuch und Atlas. Thieme Verlag, Stuttgart, S 147–162

29. Trappe HJ, Schuster HP (2000) Diagnostik und Therapie von Tachykardien mit schmalem QRS-Komplex. Intensivmedizin (im Druck)
30. Trappe HJ, Schuster HP (2000) Die Bedeutung von klinischen Befunden und Oberflächen-EKG für Diagnose und Therapie von Herzrhythmusstörungen. Intensivmedizin 37:561–572
31. Trappe HJ, Klein H, Lichtlen PR (1989) Akuttherapie der stabilen Kammertachykardie: Ajmalin oder andere spezifische Antiarrhythmika? In: Meinertz T, Antoni H (Hrsg) Aspekte der medikamentösen Behandlung von Herzrhythmusstörungen. Springer Verlag, Berlin Heidelberg New York, S 104–111
32. Trappe HJ, Klein H, Wenzlaff P, Lichlen PR (1992) Early and long-term results of catheter ablation in patients with incessant ventricular tachycardia. J Intervent Cardiol 5:163–170
33. Trappe HJ (2000) Diagnosis and treatment of tachycardias. In: Vincent JL (Hrsg) 2000–Yearbook of intensive care and emergency medicine. Springer Verlag, Berlin Heidelberg New York, S 638–648
34. Vincent CM (2000) Long QT syndrome. In: Miller JM (Hrsg) Cardiology clinics – ventricular arrhythmias. WB Saunders Company, Philadelphia, S 309–325
35. Weismüller P, Kattenbeck K, Brandts B, Trappe HJ (2000) Tachykardie mit breitem QRS-Komplex bei einem jungen Mann. Internist (im Druck)
36. Wellens HJJ, Brugada P (1987) Sudden cardiac death: a multifactorial problem. In: Brugada P, Wellens HJJ (Hrsg) Cardiac arrhythmias. Where to go from here? Futura Publishing Company, Mount Kisco, New York, S 391–400
37. Wellens HJJ, Farré J, Bär FWHM (1987) The Wolff-Parkinson-White syndrome. In: Mandel WJ (Hrsg) Cardiac arrhythmias. Their management, diagnosis, and management. JB Lippincott Company, Philadelphia, S 274–296
38. Wellens HJJ, Conover MB (1992) The ECG in emergency decision making. WB Saunders Company, Philadelphia, S 73–103
39. Wellens HJJ, Atie J, Penn OC, Gorgels APM, Brugada P, Smeets JLRM (1990) Diagnosis and treatment of patients with accessory pathways. In: Scheinman MM (Hrsg) Cardiology clinics – supraventricular tachycardia. WB Saunders Company, Philadelphia, S 503–521
40. Wellens HJJ, Brugada P (1987) Diagnosis of ventricular tachycardia from the 12-lead electrocardiogram. In: Barold SS (Hrsg) Cardiology clinics – 12-lead electrocardiography. WB Saunders Company, Philadelphia, S 511–525
41. Wellens HJJ, Bär FW, Vanagt EJ, Brugada P, Farré J (1981) The differentiation between ventricular tachycardia and supraventricular tachycardia with aberrant conduction: the value of the 12-lead electrocardiogram. In: Wellens HJJ, Kulbertus (Hrsg) What's new in electrocardiography. Nijhoff Publishers, The Hague, S 184–199
42. Wellens HJJ, Brugada P, Bär FW (1987) Indications for use of intracardiac electrophysiologic studies for the diagnosis of site of origin and mechanisms of tachycardias. Circulation 75:110–115
43. Wellens HJJ, Bär FWHM, Lie KI (1978) The value of the electrocardiogram in the differential diagnosis of a tachycardia with a widened QRS complex. Am J Med 64:27–33
44. Wellens HJJ, Bär FW, Gorgels AP, Vanagt EJ (1980) Use of ajmaline in identifying patients with the Wolff-Parkinson-White syndrome and a short refractory period of their accessory pathway. Am J Cardiol 45:130–133
45. Werdan K (1994) Rhythmusstabilisierung. In: Madler C, Jauch KW, Werdan K (Hrsg) Das NAW Buch. Urban & Schwarzenberg, München, S 205–214
46. Wichter T, Borggrefe M, Breithardt G (1991) Die arrhythmogene rechtsventrikuläre Erkrankung. Z Kardiol 80:107–125
47. Windhagen-Mahnert B, Kadish AH (2000) Application of noninvasive and invasive tests for risk assessment in patients with ventricular arrhythmias. In: Miller JM (Hrsg) Cardiology clinics – ventricular arrhythmias. WB Saunders Company, Philadelphia, S 243–263
48. Wyse DG (1993) Pharmacologic therapy in patients with ventricular tachyarrhythmias. In: Akhtar M (Hrsg) Cardiology clinics – cardiac arrhythmias and related syndromes. WB Saunders Company, Philadelphia, S 65–83
49. Zipes DP, Wellens HJJ (1998) Sudden cardiac death. Circulation 98:2334–2351

P. Weismüller
K. M. Heinroth
K. Werdan
H.-J. Trappe

Die Notfalltherapie bradykarder Herzrhythmusstörungen

Acute treatment of bradycardia

Summary The diagnosis and treatment of bradyarrhythmias are an important part of emergency medicine, since acute management is mandatory. Bradyarrhythmias can be divided in disorders of impulse excitation and conduction. In sick sinus syndrome, sinus node arrest and sinuatrial block can be found in addition to different atrial tachycardias. Disorders of impulse propagation can be classified in different grades of AV block and in different kinds of bundle branch block. There are multiple underlying causes. In addition to primary, degenerative causes, secondary causes, such as acute myocardial infarction, pharmacological causes, reflex-mediated bradycardias, neurologic causes, infections, rheumatologic and other disorders have to be considered. For clarification of the underlying disease the clinical history is important which determines further diagnostic procedures. Atropine and catecholamines are drugs which can be used for medical treatment of acute symptomatic bradyarrhythmias. More reliable is temporary pacing. Transvenous temporary pacing is the most costly, but also the most reliable mode of temporary pacing compared to transcutaneous and transgastic pacing. If the bradycardia persists, the indication for the implantation of a permanent pacemaker is given.

Key words Bradycardia – syncope – AV block – bundle branch block – pacemaker

Zusammenfassung Diagnostik und Therapie bradykarder Herzrhythmusstörungen stellen in der Notfallmedizin einen wichtigen Teilbereich dar, denn diese erfordern sofortiges Handeln. Die bradykarden Rhythmusstörungen lassen sich in Reizbildungs- und Reizleitungsstörungen einteilen. Beim Sinusknotensyndrom treten neben tachykarden atrialen Arrhythmien sowohl der Sinusknotenstillstand als auch der sinuatriale Block auf. Erregungsleitungsstörungen lassen sich in unterschiedliche Grade des AV-Blocks und in die verschiedenen Schenkelblockierungen unterteilen. Die Ursachen bradykarder Rhythmusstörungen sind vielfältig. Neben primären, degenerativen Ursachen kommen als sekundäre Ursachen der akute Myokardinfarkt, pharmakologische und toxische Ursachen, reflexvermittelte Bradykardien, neurologische Ursachen, Infektionen, rheumatologische und andere Erkrankungen infrage. Zur Klärung der zugrundeliegenden Störung ist die Anamnese von entscheidender Bedeutung. Hiervon ist die Entscheidung zu weiteren diagnostischen Maßnahmen abhängig. Die medikamentöse Therapie akuter symptomatischer Bradykardien besteht aus Atropin sowie Katecholaminen. Zuverlässiger ist die passagere Schrittmachertherapie, von denen die transvenöse Schrittmachertherapie zwar die aufwendigste ist, aber sie ist zuverlässiger als die transkutane und transgastrale Schrittmachertherapie. Bei Persistenz symptomatischer Bradykardien ist die Indikation zur Implantation eines permanenten Schrittmachersystems gegeben.

Schlüsselwörter Bradykardien – Synkope – AV-Block – Schenkelblock – Schrittmacher

---

Eingegangen: 17. Oktober 2000
Akzeptiert: 27. November 2000

Serie:
Die Notfalltherapie bei akuten Herzrhythmusstörungen
Herausgegeben von
H.-J. Trappe
und H.-P. Schuster

K. M. Heinroth · K. Werdan
Universitätsklinik und Poliklinik
für Innere Medizin III
Martin-Luther-Universität
Halle-Wittenberg

Priv.-Doz. Dr. med. P. Weismüller (✉)
H.-J. Trappe
Medizinische Klinik II
(Schwerpunkte Kardiologie
und Angiologie)
Universitätsklinik Marienhospital
Ruhr-Universität Bochum
Hölkeskampring 40
44625 Herne, Germany
e-mail:
Peter.Weismueller@ruhr-uni-bochum.de

Einleitung

Jeder Arzt in Klinik, Praxis oder Notfallmedizin sieht sich immer wieder mit Akutsituationen konfrontiert, in denen er schnell reagieren muss, um Schaden vom Patienten abzuwenden. Im Rahmen der Serie „Notfalltherapie bei akuten Herzrhythmusstörungen" sollen im folgenden Beitrag Ursachen, Arten der Erregungsbildungs- und -leitungsstörungen und Maßnahmen der Akutbehandlung bradykarder Herzrhythmusstörungen besprochen werden.

Eine Sinusbradykardie ist definiert als Herzfrequenz von weniger als 60/min (45). Hinweise für klinisch bedeutsame bradykarde Herzrhythmusstörungen sind Symptome wie Schwindel, Schwarzwerden vor den Augen, Synkope, und bei Patienten mit langandauernden Bradykardien Symptome der Herzinsuffizienz (18, 25). Wesentlich für die definitive Therapie ist die Klärung der zugrundeliegenden Ursache. Bradykarde Rhythmusstörungen können ihre Ursache im gesamten Reizleitungs-System haben und können fast immer im Oberflächen-EKG erkannt werden.

Formen bradykarder Rhythmusstörungen

Sinusknoten-Syndrom

Beim Sinusknoten-Syndrom kann isoliert der Sinus-Knoten beteiligt sein mit dem Bild einer sinuatrialen Überleitungs-Blockierung oder eines Sinusknoten-Stillstands (Abb. 1). Beim Sinusknoten-Syndrom können zusätzlich atriale Strukturen pathologisch verändert sein, die neben Bradykardien zum Auftreten tachykarder supraventrikulärer Arrhythmien wie Vorhofflimmern, Vorhofflattern oder Vorhoftachykardien führen können (Bradykardie-Tachykardie-Syndrom) (4). Bei spontaner Termination solcher Tachyarrhythmien setzt der Sinusknoten oder auch der AV-Knoten zu spät wieder ein. Es kommt zu sogenannten „präautomatischen Pausen" mit entsprechenden Symptomen (Abb. 2).

Bradykardes Vorhofflimmern und Vorhofflattern

Diese Rhythmusstörungen können zu Symptomen wie Schwindel oder Synkopen führen. Länger anhaltende Bradykardien können jedoch auch eine kardiale Dekompensation verursachen. Abbildung 3 zeigt bradykardes Vorhofflimmern mit einer Pause von 4 s. Bei Patienten mit asymptomatischem Vorhofflimmern werden jedoch nächtliche Pausen von mehr als 4 s toleriert, ohne dass die Indikation zur Schrittmachertherapie zu stellen ist (34). Bei bradykardem Vorhofflimmern und Vorhofflat-

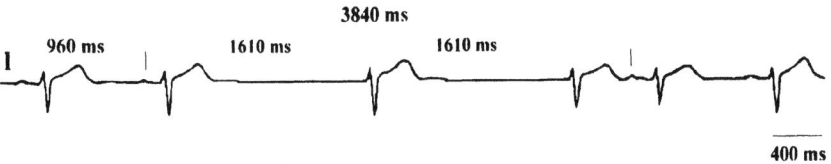

Abb. 1 Oberflächen-EKG eines Patienten mit Sinusknotensyndrom nach Synkopen. Das normale Sinus-Intervall beträgt 960 ms. Nach dem zweiten Sinusschlag ist eine Pause von vierfacher Länge des Sinusintervalls mit 3840 ms erkennbar, gekennzeichnet durch die beiden senkrechten Linien. Hierbei handelt es sich am ehesten um einen höhergradigen sinuatrialen Block. Die dritte und vierte Kammererregung im Oberflächen-EKG ist ein AV-Knoten-naher Ersatzrhythmus. I: Ableitung I des Oberflächen-EKGs

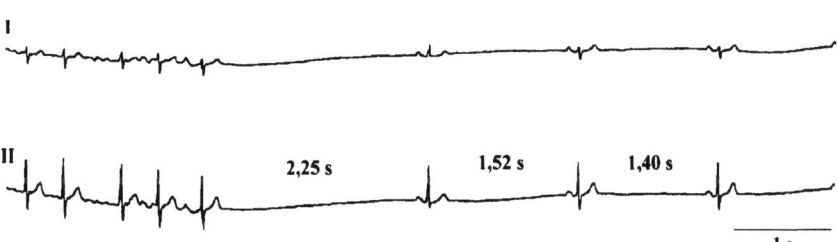

Abb. 2 EKG-Registrierung eines Patienten mit Bradykardie-Tachykardie-Syndrom. Während der vier ersten QRS-Komplexe liegt Vorhofflimmern vor, welches spontan sistiert. Es folgt eine längere Pause, bis der Sinus-Knoten einsetzt und die erste Vorhof- und Kammererregung folgt. I, II: Ableitungen I und II des Oberflächen-EKGs

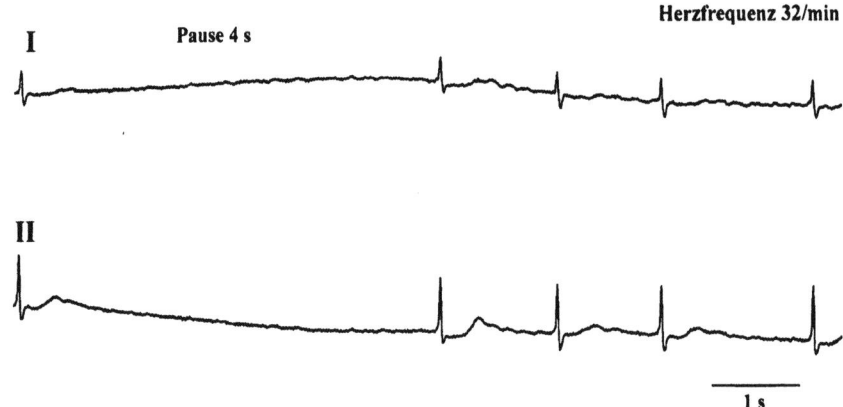

Abb. 3 Langzeit-EKG-Aufzeichnung eines Patienten mit bradykardem Vorhofflimmern. Gezeigt ist hier eine Episode mit langsamer AV-Überleitung mit einer maximalen Pause von 4 Sekunden. I, II: Ableitungen I und II des Oberflächen-EKGs

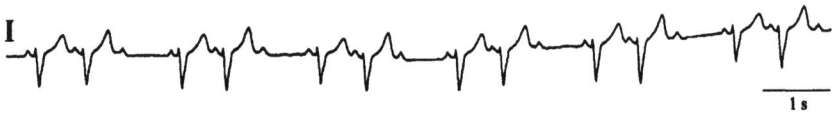

Abb. 4 Rhythmusstreifen eines Patienten mit AV-Block II° vom Typ Mobitz II. Nach jeder dritten P-Welle fällt die AV-Überleitung aus. Es handelt sich um eine 3/2 AV-Überleitungsblockierung. Eine Zunahme der PQ-Zeit zwischen dem jeweils ersten und zweiten Schlag ist nicht erkennbar. I: Ableitung I des Oberflächen-EKGs

tern kann es zu AV-nodalen Ersatzrhythmen kommen, sodass der Puls dann regelmäßig wird.

AV-Block I°

Beim AV-Block werden unterschiedliche Grade unterschieden: Beim AV-Block I° ist die PQ-Zeit auf mehr als 200 ms verlängert. Die PQ-Zeit ist jedoch konstant, jeder P-Welle folgt ein QRS-Komplex. Klinische Symptome fehlen fast immer. Die verlängerte PQ-Zeit ist primär benigne, kann jedoch einer höhergradigen Blockierung vorausgehen (44).

AV-Block II°

Hier lassen sich zwei verschiedene Arten unterscheiden: Beim AV-Block II° vom Typ Wenckebach nimmt die PQ-Zeit von Schlag zu Schlag zu, bis nach einer Vorhoferregung ein AV-Leitungsblock auftritt. Beim nächsten Schlag ist die PQ-Zeit wieder kurz, bedingt durch die Erholung der Erregungsleitung im AV-Knoten. Bei diesem Typ des AV-Blocks ist die Leitungsverzögerung im AV-Knoten lokalisiert. Die Prognose dieser Art von Leitungsstörung ist gut (45).

Der AV-Block II° vom Typ Mobitz ist charakterisiert durch eine konstante PQ-Zeit, bis nach einer P-Welle die AV-Überleitung ausfällt (Abb. 4). Beim folgenden Schlag erfolgt die AV-Überleitung mit gleichem PQ-Intervall wie vor dem Leitungsblock. Bei dieser Leitungsstörung ist der Block meist distal des AV-Knotens im Hisschen Bündel lokalisiert. Die Prognose dieser Art von AV-Block ist schlecht, die Indikation zur Schrittmacherimplantation ist daher frühzeitig gegeben (45).

Höhergradige AV-Blockierungen

Dies sind solche, bei denen nach einer AV-Überleitung ein oder mehrere AV-Überleitungen blockiert sind. Es kommt zur 2/1-, 3/1-Überleitung etc.

Totaler AV-Block (AV-Block III°)

Bei diesem findet gar keine AV-Überleitung statt. Bei Einsetzen des sekundären, AV-knotennahen Schrittmacherzentrums mit Auftreten von schmalen Kammerkomplexen ist die Kammerfrequenz höher und liegt bei etwa 40/min (Abb. 5). Bei Einsetzen des tertiären Kammerersatzzentrums in den distalen Purkinje-Fasern liegt die Frequenz oft nur bei 15–30/min (Abb. 6). Das Einsetzen des tertiären Schrittmachers ist unsicher. Im EKG unterscheidet er sich vom sekundären Ersatzrhythmus neben der geringeren Frequenz durch einen breiten QRS-Komplex (45). Bei plötzlich auftretendem AV-Block III° kann analog zum Sinusknoten-Syndrom eine

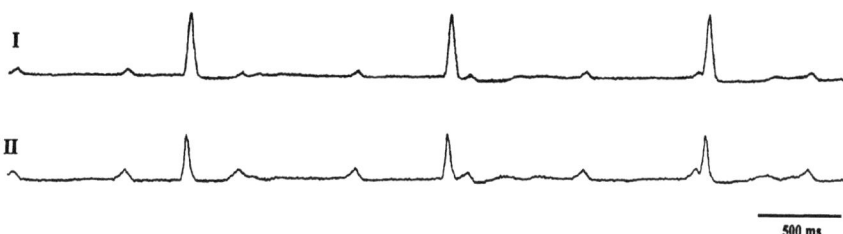

Abb. 5 EKG eines Patienten mit totalem AV-Block während Sinusrhythmus und AV-Knoten-nahem Ersatzrhythmus mit schmalen QRS-Komplexen. Der Sinusrhythmus hat eine Frequenz von 94/min, das sekundäre Schrittmacher-Zentrum eine Frequenz von 42/min. II, III: Extremitäten-Ableitungen des Oberflächen-EKGs

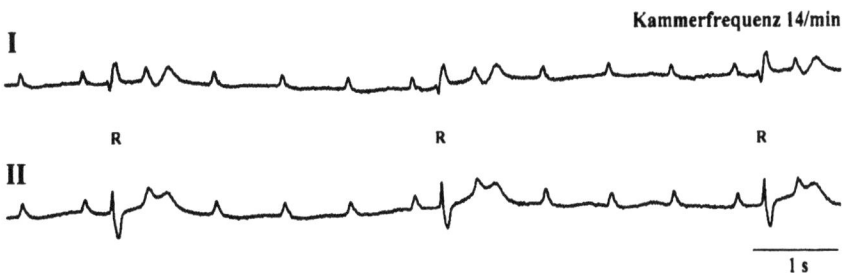

Abb. 6 Rhythmusstreifen eines Patienten mit totalem AV-Block. Der Sinusknoten hat eine Frequenz von 80/min, das tertiäre Kammerersatz-Zentrum von 14/min, welches breite QRS-Komplexe zeigt. I, II: Ableitungen I und II des Oberflächen-EKGs. R: QRS-Komplex

präautomatische Pause bis zum Einsetzen eines tertiären Automatiezentrums auftreten, welches sich klinisch als Bewusstlosigkeit manifestieren kann (Morgagni-Adams-Stokes-Anfall).

Distale Erregungsleitungsstörungen

Diese äußern sich im Auftreten eines inkompletten oder kompletten Rechtsschenkelblocks, eines Linksschenkelblocks, oder bei Ausfall der Erregung des anterioren Tawara-Schenkels in einem links-anterioren Hemiblock, bei Erregungsleitungsblock im posterioren Tawara-Schenkel in einem links-posterioren Hemiblock. Blockierungen eines der Tawara-Schenkel können auch kombiniert mit einem Rechtsschenkel-Block auftreten (12). Bei Alternieren der Kombination von Rechtsschenkel-Block und linksanteriorem Hemiblock sowie Rechtsschenkel-Block und linksposteriorem Hemiblock sind alle drei Faszikel in der Überleitung gestört, man nennt dies einen „trifaszikulären Block", obwohl mindestens einer der Tawara-Schenkel noch leitet. Es droht der totale AV-Block. Bei gleichzeitigem Block aller drei Faszikel liegt funktionell ein totaler AV-Block vor.

Ursachen bradykarder Rhythmusstörungen

Ursachen bradykarder Rhythmusstörungen lassen sich in primäre und sekundäre Ursachen einteilen (7): Den primären Ursachen von Bradyarrhythmien liegt eine direkte Beteiligung des Reizbildungs- und -leitungssystems zugrunde, ohne dass andere Organe betroffen sind. Primäre Ursachen sind verantwortlich für ungefähr 15% aller Bradyarrhythmien sowohl prähospital als auch in der Notaufnahme (Tab. 1). Sekundäre Ursachen bradykarder Rhythmusstörungen sind definiert als Bradyarrhythmien, die im Rahmen anderer Herzerkrankungen oder Systemerkrankungen oder pathologischer Zustände auftreten.

Tab. 1 Ursachen von Bradyarrhythmien (n. Swart et al., 1995 (41))

Ursachen von Bradyarrhythmien	Häufigkeit (%)
Primär	15
Sekundär	85
Akute koronare Ischämie	40
Pharmakologisch/toxisch	20
Metabolisch	5
Neurologisch	5
Permanentes Schrittmacherversagen	2
Verschiedene	13

Primäre Ursachen

Primäre Ursachen betreffen überwiegend ältere Patienten, die auch weniger gut auf eine pharmakologische Therapie ansprechen als Patienten mit sekundärer Ursache für Bradykardien. Eine häufige primäre Ursache bradykarder Arrhythmien ist das Sinusknoten-Syndrom (20, 45), das durch folgende Symptome definiert ist: Persistierende Bradykardie, sinuatriale Blockierung oder Sinusknoten-Arrest mit und ohne AV-nodalen oder ventrikulären Ersatzrhythmus, Kombinationen von sinuatrialer und atrioventrikulärer Überleitungsstörung, „Tachykardie-Bradykardie"-Syndrom. Beim „Tachykardie-Bradykardie"-Syndrom kommt es zu spontanen atrialen Tachyarrhythmien (Vorhoftachykardien, Vorhofflattern, Vorhofflimmern). Nach deren spontaner Termination kommt es zu einer „präautomatischen Pause", bis der Sinusknoten, der AV-Knoten oder ein Kammerersatzrhythmus einsetzt. Histologisch findet man bei solchen Rhythmusstörungen Destruktionen des spezifischen Reiz-Leitungssystems (20). Andere degenerative Erkrankungen sind die Lenègresche Erkrankung mit Kalzifikationen des His-Purkinje-Systems mit Bradykardien und AV-Blockierungen, sowie „Lev's disease" mit ähnlichen histologischen Veränderungen (30). Der angeborene totale AV-Block ist eine sehr seltene Erkrankung mit einer Häufigkeit von ungefähr 1/22 000 Geburten, dessen Prognose von der Frequenz des Ersatzrhythmus und der zugrundeliegenden strukturellen Herzerkrankung abhängt (1, 37).

Sekundäre Ursachen

Akuter Myokardinfarkt

Beim akuten Infarkt treten bradykarde Rhythmusstörungen in einer Häufigkeit von 25–30% auf (2). Es kommt zu Sinusbradykardien in 25–40%, zum AV-Block I° in weniger als 15% und zum AV-Block II° Typ Wenckebach in bis zu 10%. Der AV-Block II° Typ Mobitz II kommt nur in 10% aller zweitgradigen AV-Blockierungen vor und somit bei weniger als 1% aller Infarkte. Bei Ausfall höherer Schrittmacherzentren treten idioventrikuläre Rhythmen in 15% auf. Der komplette AV-Block (AV-Block III°) wird bei 8% aller Myokardinfarkte beobachtet, besonders bei inferiorer Infarktlokalisation (7). Die Ursachen der bradykarden Rhythmusstörungen sind reversible Ischämien und irreversible Nekrosen des Erregungsleitungssystems sowie veränderte autonome Einflüsse. Die Prognose der Bradyarrhythmien ist von der anatomischen Lokalisation des Infarkts abhängig: Der Verschluss der rechten Kranzarterie führt zum inferioren, inferolateralen oder inferoposterioren Myokardinfarkt und ist häufig kompliziert durch Bradyarrhythmien (10). Diese sind verursacht durch erhöhten parasympathischen Einfluss, besonders im frühen Infarktstadium. Innerhalb der ersten sechs Stunden nach Beginn des Infarktes haben diese Patienten oft plötzlich auftretende höhergradige AV-Blockierungen mit relativ langsamen ventrikulären Ersatzrhythmen. Bei Patienten, bei denen sich später als sechs Stunden nach Infarktbeginn Bradyarrhythmien entwickeln, erfolgt die Rückkehr zu normfrequentem Sinusrhythmus nur langsam. Der Ersatzrhythmus ist meistens ventrikulären Ursprungs und zeigt eine relativ hohe Frequenz. Diese Rhythmusstörungen werden am ehesten durch reversible Ischämien des proximalen Reiz-Leitungs-Systems hervorgerufen. Der Ersatz-Rhythmus bei Patienten mit Verschluss der rechten Kranzarterie ist AV-junktional mit einer Frequenz von 45–60/min mit schmalen QRS-Komplexen oder ein Kammerersatz-Rhythmus mit Frequenzen von 30–45/min und breiten QRS-Komplexen.

Im Gegensatz dazu wird bei Patienten mit Vorderwandinfarkt der totale AV-Block durch Infarzierung des distalen Reizleitungsgewebes mit Beteiligung aller drei Schenkel (rechter Schenkel, linksanteriorer Schenkel, linksposteriorer Schenkel) bewirkt. Voraussetzung hierfür ist ein größerer Infarkt. Bei diesen Patienten tritt der totale AV-Block oft plötzlich, 12–24 Stunden nach Beginn des Infarkts auf. Oft gehen dem totalen AV-Block intraventrikuläre Leitungsblockierungen voraus. Die Mortalität ist bei diesen Patienten mit 70–80% extrem hoch (21). Diese Patienten zeigen häufig einen Verschluss des Hauptstammes der linken Kranzarterie oder des proximalen Ramus interventricularis. Der totale AV-Block dieser Patienten ist durch Gabe von Atropin oder Katecholaminen schlecht zu beeinflussen.

Pharmakologische und toxische Ursachen

Verschiedene Medikamente können sogar in therapeutischer Dosierung Bradykardien verursachen: Beta-Blocker, Kalzium-Antagonisten vom Verapamil-Typ, Digitalis, alpha$_2$-adrenerge Agonisten (Clonidin, Methyldopa) und cholinerge Pharmaka. In toxischen Dosen können diese Substanzen zu ausgeprägten Bradykardien und totalem AV-Block führen. Bei Patienten mit einer Prädisposition für Bradyarrhythmien sind solche Medikamente die häufigste Ursache für AV-Blockierungen (45) und sollten daher nicht appliziert werden. Alle Beta-Blocker können zu schweren Bradykardien und totalem AV-Block führen (8). Auch Klasse III Antiarrhythmika wie Amiodaron (16) und Sotalol führen zu Bradykardien. Die Kalzium-Antagonisten Verapamil und Diltiazem führen neben diesen Bradyarrhythmien zu myokardialer Depression und peripherer Hypotension (35). Digitalis-Präparate können zu den verschiedensten supraventrikulären und ventrikulären Tachykardien und Bradyarrhythmien sowie allen Graden von AV-Blockierungen führen (11). Ebenso können spezifische Antiarrhythmika der Klassen IA, IB und IC Antiarrhythmika in einer Überdosis ausgeprägte Bradykardien und AV-Blockierungen verursachen (44). Klasse IA und IC Antiarrhythmika können zusätzlich proarrhythmisch wirken und zum Auftreten von tachykarden Kammerarrhythmien beitragen. Viele andere Pharmaka, die sich bei Überdosis wie Klasse IA Antiarrhythmika verhalten, können ähnliche Überleitungsstörungen verursachen (trizyklische Antidepressiva, Carbamazepin, Chinin, Chloroquine, etc.). Andere Pharmaka wirken über das Zentralnervensystem mäßig bradykardisierend wie Opiate, Sedativa, Hypnotika, und alpha$_2$-adrenerge Agonisten. Organophosphate, Cholinesterase-Inhibitoren, Lithium, Phenothiazin und Cocain führen zu Bradykardie und AV-Block (33). Neben der symptomatischen Therapie der Bradykardie sind das Absetzen und die Elimination des verantwortlichen Agens vorrangig.

Reflex-vermittelte Bradykardien

Die unterschiedlichsten Auslöser führen zu vasovagalen Reaktionen, die sich in Übelkeit, Erbrechen, Bradykardie und Blutdruckabfall äußern. Diese Auslöser sind Erschrecken, Schmerz, Miktion, Husten, Lachen, etc. (7, 18). Häufig ist das Karotissinussyndrom, welches definiert ist als spontanes, vorübergehendes Ereignis einer Synkope oder Präsynkope, das durch Stimulation des Karotissinus hervorgerufen wird. Zwei Typen von Reaktionen sind bekannt: die kardioinhibitorische Reaktion mit Auftreten einer Bradykardie, eines AV-Blocks bis hin zur Asystolie und die vasodepressorische Reaktion mit Blutdruckabfall um mehr als 50 mmHg (45) ohne Bradykardien. Beide Reaktionen können kombiniert auftreten. Andere Reflexe sind bedingt durch trigeminovagale Mechanismen (5. Hirnnerv), Miktionssynkope, Husten-Synkope, glossopharyngeale Neuralgie, pleurale oder peritoneale Flüssigkeits-Drainage und rektoprostatische Massage. Bei der neurokardiogenen Synkope konnte deren Pathomechanismus aufgedeckt werden (14). Die Trigger der reflexvermittelten neurokardiogenen Synkope sind Angst, Stress, Schmerz und/oder körperliche Belastung. Über Barorezeptoren im rechten Vorhof und im linken Ventrikel führt ein reflektorisch erhöhter Sympathikotonus zu Vasokonstriktion, Tachykardie und verstärkter linksventrikulärer Kontraktilität. Mechanorezeptoren in den Vorhöfen, Ventrikeln und Pulmonalarterien erhöhen gegenregulatorisch den Vagotonus mit arterieller Hypotonie und Bradykardie. Die Kipptischuntersuchung als Provokation des orthostatischen Stresses kann diese Reaktion hervorrufen (19). Die intravenöse Applikation von Katecholaminen erhöht die Sensitivität dieses Tests (29, 31).

Neurologische Ursachen

Halsverletzungen im Rückenmarkbereich können über vagale Fasern zu schweren Bradykardien führen, die wenige Tage (oft am Tag vier) nach Verletzung beginnen und sich nach zwei bis 6 Wochen spontan zurückbilden. Nach endotrachialem Absaugen, Aufstoßen oder Defäkation können lange Sinuspausen auftreten. Erhöhter Hirndruck kann den Cushing Reflex auslösen, der mit Blutdruckanstieg und Bradykardie einhergeht. Er gilt als prognostisch ungünstiges Zeichen (7). Auch nach Subarachnoidalblutung muss mit Bradykardien gerechnet werden. Bei Patienten mit Temporal-Lappen-Epilepsie kann das selten vorkommende iktale Bradykardie-Syndrom auftreten. Auch das Guillain-Barré-Syndrom, eine demyelinisierende polyneuropathische Erkrankung, kann die Ursache von Bradyarrhythmien sein (7).

Infektionserkrankungen

Praktisch bei allen Infektionserkrankungen kann das Reizleitungsgewebe beteiligt sein (43). Die Auswirkungen können durch direkte Beteiligung des Myokards, durch myokardiale Toxine oder immunologische Mechanismen bedingt sein. Neben Beteiligung des Reiz-Leitungssystems kann eine Perikarditis oder ein myokardiales Versagen auftreten (32). Eine Coxackie-B-Virus Infektion ist die häufigste Ursache einer viralen Myokarditis mit unterschiedlichem Schweregrad eines AV-Blocks. Andere virale Erkrankungen sind die infektiöse Mononukleose, Hepatitis, Mumps, Rubella, Rubeola, Varizellen und die RS-Virus-Infektion. Bakterielle Infektionen befallen das Reiz-Leitungssystem selten. Infrage kommen Streptokokken, Meningokokken und Mykoplasmen. Die Diphtherie führt in 25% zu Erregungsleitungsstörungen. Rickettsien, Pilze und Würmer können ebenfalls zu Bradyarrhythmien führen. Auch Protozoen können das Herz befallen (Chagas, Trypanosomiasis).

Im fortgeschrittenen Stadium der Syphilis sowie bei der Borreliose kann man AV-Blockierungen sehen. 10% aller Patienten mit Borreliose haben einen AV-Block, welcher im zweiten Stadium der Erkrankung 1–5 Monate nach dem Zecken-Biss auftritt. Häufig sind diese AV-Überleitungsstörungen vorübergehend (9).

Rheumatologische Erkrankungen

Das Auftreten der Perikarditis wird bei rheumatoider Arthritis (26), systemischem Lupus erythematodes und bei Sklerodermie gesehen. Bradyarrhythmien mit AV-Blockierungen sind seltener. Auch bei Polymyositis, der Reiterschen Erkrankung, Sjögren Syndrom, Wegenersche Granulomatose und Behçet-Syndrom kann das Reizleitungssytem beteiligt sein (7).

Übrige Erkrankungen

Bradykardien können bei Hypothyreose auftreten, ebenso bei Hypo-Adrenalismus, Hyperparathyreoidismus und Akromegalie. Bei den Elektrolytstörungen Hyperkaliämie, Hyperkalzämie und Hypermagnesiämie muss immer an die Möglichkeit bradykarder Arrhythmien gedacht werden.

Während Strahlentherapie können ebenfalls Bradykardien auftreten (40).

Nichtischämische kardiovaskuläre Erkrankungen

Dies sind seltene sekundäre Ursachen, die nicht unter infektiöse, toxische, rheumatologische oder metabolische Erkrankungen fallen.

Die Sarkoidose befällt des Herz in bis zu 25% (39). Es kann zum Auftreten von allen Arten der AV-Blockierung und intraventrikulären Überleitungsstörungen kommen. Bei der Amyloidose mit kardialer Beteiligung treten bradykarde Rhythmusstörungen selten auf (43).

Symptome bradykarder Herzrhythmusstörungen

Die Symptomatik bradykarder Herzrhythmusstörungen hängt zum einen von der kardialen Leistungsfähigkeit ab und zum anderen von der zerebralen Gefäßsituation. Bei jungen herzgesunden Personen werden asymptomatische nächtliche Bradykardien von 30–40/min und Sinusarrhythmien mit Pausen über zwei Sekunden häufiger beobachtet (45). Bei eingeschränkter Ventrikelfunktion oder bei älteren Menschen können niedrige Herzfrequenzen zu verminderter körperlicher Leistungsfähigkeit und zerebraler Dysfunktion führen (25). Auch Asystolien führen beim Gesunden wesentlich später zur Synkope als bei Patienten mit eingeschränkter Pumpfunktion.

Diagnostik bradykarder Herzrhythmusstörungen

Die Synkope ist ein häufiges Symptom in der inneren Medizin und ist Anlass für 6% aller stationären Aufenthalte (17). Vorrangig ist eine genaue Erhebung der Anamnese (Abb. 7). Die anwesenden Personen können angeben, ob der Patient gekrampft hat. Stuhl-, Urinabgang, Schaum vor dem Mund oder Zungenbiss deuten auf ein zerebrales Krampfleiden hin. Eine neurologische Untersuchung ist angezeigt. Eine weiße Gesichtsfarbe spricht eher für eine Rhythmusstörung. Oft berichten Patienten über Herzrasen vor der Synkope. Dies ist ein wichtiger Hinweis zur Abgrenzung tachykarder Herzrhythmusstörungen. Manchmal haben Passanten oder Angehörige den Puls gefühlt und können hierüber Angaben machen. Wenn Schwindel aufgetreten ist, ist die Art des Schwindels wegweisend. Drehschwindel oder Fallneigung zu einer Seite deutet auf Innenohrschädigungen hin. Eine HNO-ärztliche Abklärung wird notwendig.

Von besonderer Bedeutung in der Synkopendiagnostik ist eine genaue Beurteilung des 12-Kanal-Anfalls-EKGs. Aber auch aus einem Rhythmusstreifen lässt sich oft die Ursache der Synkope ableiten. Leider trifft der Notarzt häufig erst ein, wenn der Patient sein Bewusstsein wiedererlangt hat.

Bei weiterer Monitorüberwachung oder telemetrischer Überwachung treten manchmal die Rhythmusstörungen erneut auf. Eine wichtige diagnostische Maßnahme ist das 24-Stunden-Langzeit-EKG. Provokations-Manöver dienen zum Ausschluss oder der Bestätigung des Vorliegens eines Karotissinus-Syndroms.

Für die Prognose ist wichtig, ob eine strukturelle Herzerkrankung vorliegt. Hierzu sollte ein Echokardiogramm sowie ein Belastungs-EKG durchgeführt werden. Eventuell muss eine Herzkatheter-Untersuchung durchgeführt werden, die immer noch der Gold-Standard zum Nachweis oder Ausschluss einer strukturellen Herzerkrankung ist. Ohne Vorliegen einer strukturellen Herzerkrankung wird zunächst eine Kipptischuntersuchung durchgeführt (14), denn bei herzgesunden Patienten liegen in einem hohen Prozentsatz neurokardiogene Synkopen vor, die keine pathologischen Befunde bei der elektrophysiologischen Untersuchung erwarten lassen. Erst bei negativer Kipptischuntersuchung sollte eine elektrophysiologische Untersuchung durchgeführt

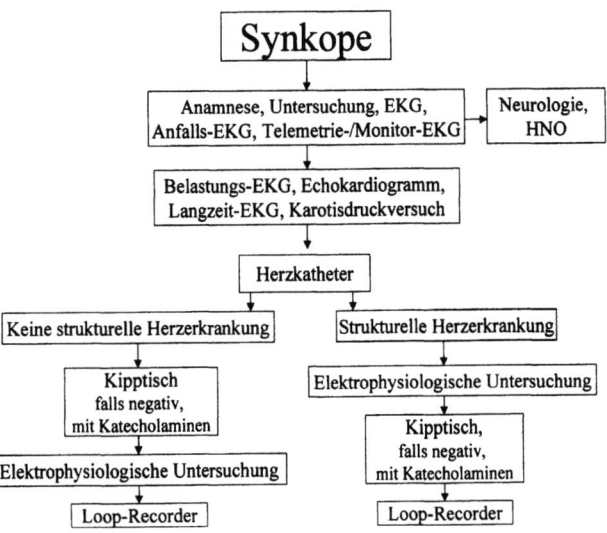

Abb. 7 Vorgehen bei unklarer Synkope. Weiteres siehe Text

werden. Anders wird man verfahren, wenn eine strukturelle Herzerkrankung vorliegt, denn pathologische Befunde treten bei einer elektrophysiologischen Untersuchung nach Synkope häufiger auf, wenn eine organische Herzerkrankung besteht. Dann kann in bis zu 50% der Fälle mit einem pathologischen Befund gerechnet werden, wobei sich Hinweise auf bradykarde und tachykarde Rhythmusstörungen ergeben (27). Häufig werden dabei anhaltende ventrikuläre Tachykardien induziert. Allerdings ist die elektrophysiologische Untersuchung zur Abklärung bradykarder Rhythmusstörungen wenig sensitiv (13). Bei Patienten ohne organische Herzerkrankung finden sich wegweisende pathologische Befunde lediglich bei etwa 10% der elektrophysiologischen Untersuchungen (27).

Wenn bis hierher keine Diagnose gestellt werden konnte, so bleibt noch die Möglichkeit der Abklärung einer möglichen Arrhythmie mittels externem oder implantierbarem Loop-Rekorder (22, 23, 38) oder durch den Einsatz eines externen „Event-Recorders" zur patientengesteuerten Aufzeichnung eines Anfalls-EKGs.

Therapie

Die Therapie der Bradykardie bzw. Asystolie richtet sich nach Ursache und Symptomatik. Ursachen sollten, sofern möglich, beseitigt werden (z. B. Elektrolytstörungen).

Die akute Asystolie erfordert die Reanimation. Bei passageren, vagal bedingten Bradykardien ist Atropin das Mittel der Wahl (s. u.). Katecholamine dienen nur zur Überbrückung bis zur Schrittmachertherapie (s. u.). Bei länger anhaltenden Bradykardien muss zunächst eine passagere Schrittmachertherapie erfolgen.

Medikamentöse Therapie

Atropin

Atropin erhöht als Parasympatholytikum die Sinusknoten-Automatie und die AV-Überleitung über die direkte vagolytische Wirkung. Atropin sollte bei vagal bedingten Sinusbradykardien, AV-Blockierungen im Bereich des AV-Knotens und vagal bedingten Asystolien gegeben werden (42). Bei Asystolie sollte Atropin in einer Dosis 1 mg i. v. alle 3–5 Minuten injiziert werden. Bei Bradykardien sollten 0,5–1 mg i. v. bis zu einer Maximaldosis von 0,04 mg/kg (3 mg) appliziert werden. Bei dieser Maximaldosis ist die volle Blockade beim Menschen erreicht (42). Atropin kann auch über den Tubus intratracheal gegeben werden. Vorsicht gilt für Atropin im akuten Infarkt, da ein starker Frequenzanstieg die Ischämie vergrößern kann. Bei Verdacht auf infranodalen AV-Block II° (Typ Mobitz) und bei totalem AV-Block mit breiten QRS-Komplexen sollte Atropin nicht angewendet werden, denn hier kann es zu einer paradoxen Bradykardisierung kommen.

Katecholamine

β-adrenerge Substanzen werden nur zur Überbrückung bis zur passageren Schrittmachertherapie verwendet (42). Eingesetzt werden sollten Katecholamine bei Bradykardien, wenn Atropin versagt und die Möglichkeit zur passageren transvenösen oder transkutanen Schrittmachertherapie nicht besteht (7). Zur Verfügung steht Orciprenalin (Alupent®), ein Sympathomimetikum mit β_1 und β_2-Wirkung. Als Bolus sollten 0,25–0,5 mg i. v. verabreicht werden, als Infusionstherapie beträgt die Dosis 10–30 mikrogr/min. Orciprenalin ist nicht die Therapie der Wahl, denn in höheren Dosen ist der myokardiale Sauerstoffverbrauch erhöht, die Infarktgröße kann zunehmen, maligne Arrhythmien können auftreten.

Indikationen zur passageren Schrittmachertherapie

Die Indikationen zur temporären Stimulation wurden in den Richtlinien der deutschen Gesellschaft für Kardiologie vorgestellt (25). Eine temporäre Stimulation ist bei folgenden Bedingungen erforderlich:
– In der Akutphase des akuten Myokardinfarktes. Bei AV-Blockierungen bei Hinterwandinfarkt kann abgewartet werden, wohingegen bei Vorderwandinfarkt ein kompletter AV-Block plötzlich auftreten kann.
– Bei symptomatischen bradykarden Rhythmusstörungen, die länger anhalten, bis ein permanentes Schrittmachersystem implantiert werden kann.
– Komplizierte Fälle einer bakteriellen Endokarditis oder akuten Myokarditis mit Beteilung des Reizleitungssystems.
– Bei passageren AV-Überleitungsstörungen im Rahmen einer Borreliose (Lyme-Erkrankung).
– Bei Vergiftungen oder Nebenwirkung von negativ chronotropen Medikamenten.
– Bei Elektrolytentgleisungen.
– Bei der Behandlung von Torsade de pointes Tachykardien.
– Im Rahmen von Reanimationsmaßnahmen.
– Bei Schrittmacher-Systemfehlern und Komplikationen.

Differenziertere Empfehlungen für die Phase des akuten Myokardinfarktes gibt Rosenfeld (36): Eine prophylaktische Stimulation ist nicht indiziert bei Patienten mit akutem Myokardinfarkt und AV-Block I°, Patienten mit bekanntem Rechtsschenkelblock und zusätzlichem Hemiblock. Eine prophylaktische Stimulation wird empfohlen bei Patienten mit neu aufgetretenem Schenkelblock in beiden Ventrikeln (Rechtsschenkelblock mit linksanteriorem Hemiblock, Rechtsschenkelblock mit linksposteriorem Hemiblock) oder alternierendem Schenkelblock. Eine wahrscheinliche Indikation zur prophylaktischen passageren Schrittmacherstimulation ist bei Patienten mit Vorderwandinfarkt oder Infarkt unklarer Lokalisation mit Schenkelblock in beiden Ventrikeln gegeben, bei denen unbekannt ist, ob sie bereits vor dem Infarkt vorhanden waren (36). In diesem Zusammenhang soll auf die Möglichkeit des Auftretens eines totalen AV-Blocks bei Patienten mit bestehendem Linksschenkelblock, bei denen ein transvenöses Schrittmacherkabel oder Einschwemmkatheter im rechten Ventrikel plaziert wird, hingewiesen werden. Hierdurch kann mechanisch im rechten Schenkel ein Leitungsblock erzeugt werden (36).

Passagere Schrittmachertherapie

Prinzipiell sind drei unterschiedliche Verfahren für die passagere Schrittmacherstimulation möglich, die transkutane Schrittmacherstimulation, die transgastrale Schrittmacherstimulation und die transvenöse Schrittmacherstimulation (15). Die Wahl des anzuwendenden Schrittmachersystems richtet sich nach den vorhandenen Möglichkeiten, den Erfahrungen des Arztes und der aktuellen Dringlichkeit.

Transkutane Schrittmachertherapie

Die externe, transkutane Stimulation ist einfach und schnell verfügbar. Das Verfahren hat geringe Komplikationen. Die Nachteile sind jedoch eine erhebliche Beeinträchtigung des Patienten und eine sehr geringe Effizienz. Deshalb ist dieses Stimulationsverfahren nur für einen kurzzeitigen Einsatz geeignet, bis die Spontanaktivität des Herzens wieder einsetzt und die Eigenfrequenz ausreicht oder bis die transvenöse Sonde plaziert ist (3). Häufig sind die Impulsgeneratoren in externe Defibrillatorsysteme integriert (7).

Nach Plazieren der selbstklebenden Flächenelektroden vorn links parasternal und hinten links paravertebral wird die Stromstärke (40–200 mA) schrittweise erhöht, bis ein sichtbarer elektrischer Impuls vorhanden ist, der von einer Kammeraktion beantwortet wird (Impulsbreite 20–40 ms, Frequenz 70–80/min). Wegen der Schmerzhaftigkeit hoher Stromstärken wird bei Erreichen der Reizschwelle die Stromstärke nur um ca. 10% erhöht. Da die Stimulation wegen gleichzeitiger Reizung der Muskulatur sehr schmerzhaft ist, sollte Morphin (5–10 mg i.v.) und eventuell Diazepam (5–10 mg i.v.) appliziert werden.

Transgastrale Schrittmachertherapie

Seit mehreren Jahren sind angulierbare transösophageale Sonden verfügbar (Fa. Brunswick Biomedical Corporation, Wareham, Mass. USA). Die letzten 5–6 cm der Sonde könne bis zu 90° anguliert werden, sodass auch bei gastraler Sondenposition ein Kontakt zur vorderen Magenwand und damit zur Herzhinterwand in 90% möglich wird (28). Eine unipolare Stimulation gegen eine indifferente Rückenelektrode oder eine bipolare Stimulation gegen eine zweite, etwas proximaler gelegene Elektrode ist möglich. Stimuliert wird mit einer Impulsbreite von 10–40 ms und Stromstärken von 10–20 mA mit Hilfe spezieller Ösophagusschrittmacher-Aggregate. Die Sonde wird bis in den Magen vorgeschoben (ca. 50 cm ab der Zahnreihe), um ca. 90° abgewinkelt und langsam zurückgezogen. Schmerzhafte Zwerchfellreizung und Erbrechen mit Aspiration sind mögliche Komplikationen.

Transvenöse Schrittmachertherapie

Dieses Verfahren ist die aufwendigste, aber effektivste und den Patienten am wenigsten einschränkende Art der passageren Stimulation. Unter Röntgen-Kontrolle wird nach Einführen einer 5- oder 6-French-Schleuse in Lokalanästhesie über die V. subclavia sinister, die V. jugularis interna dextra oder über eine der Vv. femorales ein 2-poliger Elektroden-Katheter in die Spitze des rechten Ventrikels platziert. Nach Anschließen des Generators wird die Reizschwelle getestet. Die Elektrodenspitze muss so liegen, dass die Reizschwelle unter 1 mV liegt. Der Generator wird mindestens auf das 2- bis 3fache der Reizschwelle eingestellt, die Frequenz auf 70–80/min. Abbildung 8 zeigt das EKG bei transvenöser passagerer VVI-Stimulation bei totalem AV-Block. Die Sensitivität wird bei einer Frequenz unterhalb der des Patienten überprüft und sollte über 5 mV liegen. Bei prophylaktischer Stimulation soll die Frequenz des Generators unter der des Patienten liegen (40/min). Zu achten ist auf sichere Fixierung der Elektrode und des Generators am Körper des Patienten. Zur Dokumentation dienen eine Kontroll-Röntgenaufnahme und ein EKG.

Mögliche Komplikationen (15) dieser Stimulationsart sind bedingt durch die Gefäßpunktion, die Rechtsherzkatheterisierung und durch die Sonde selbst: Perforation ins Perikard oder in den linken Ventrikel, Perforation des Coronarvenensinus, Hämato-Pneumothorax, supraventrikuläre und ventrikuläre Arrhythmien bis hin zum Kammerflimmern, Sondendislokation mit ineffektiver Stimulation, Infektionen und Venenthrombose und Thrombophlebitiden.

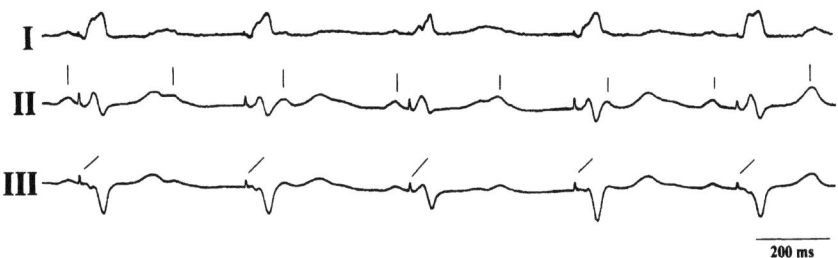

Abb. 8 Patient mit totalem AV-Block mit passagerer Schrittmachersonde in der Spitze des rechten Ventrikels. Die Sinusfrequenz beträgt 115/min, der Schrittmacher ist auf 70/min eingestellt. Senkrechte Markierungen: P-Wellen; schräge Markierungen: Schrittmacher-Spikes mit folgendem breiten QRS-Komplex. I, II, III: Extremitäten-Ableitungen des Oberflächen-EKGs

Permanente Schrittmachertherapie

Wenn die Bradykardie bzw. Asystolie bestehen bleibt und eine passagere Ursache (z.B. Borreliose) ausgeschlossen ist, muss eine Entscheidung bezüglich der Indikation zur permanenten Schrittmachertherapie mit Implantation eines Schrittmacher-Aggregates erfolgen. Hier gelten die Richtlinien der deutschen Gesellschaft für Kardiologie (25). Die Indikationen nach akutem Myokardinfarkt lassen sich wie folgt zusammenfassen (36): bei Entwicklung eines kompletten distalen AV-Blocks während des akuten Infarktes, bei alternierendem Schenkelblock und bei Patienten mit neu aufgetretenem Rechtsschenkel-Block und links-posteriorem Hemiblock.

Folgerungen für die klinische Praxis

Die Ursachen bradykarder Herzrhythmusstörungen sind vielfältig. Im Notfall ist die Akutbehandlung durch Medikamente oder, falls erfolglos, durch eine passagere Schrittmachertherapie vorrangig. Damit ist Zeit zur Klärung der Ursachen und Behandlung der Bradykardien gewonnen. Bei Persistenz symptomatischer Bradykardien ist die Indikation zur Implantation eines permanenten Schrittmachersystems gegeben.

Literatur

1. Agarwala B, Sheikh Z, Cibils LA (1996) Congenital complete heart block. J Natl Med Assoc 88:725–729
2. Antman EM, Braunwald E (1997) Acute myocardial infarction. In: Braunwald E (ed) Heart disease: a textbook of cardiovascular medicine, ed 5. WB Saunders, Philadelphia, pp 1184–1288
3. Barthell E, Trioaneo P, Olson D, Stueven HA, Hendley G (1988) Prehospital external cardiac pacing. A prospective controlled clinical trial. Ann Emerg Med 17:1221–1226
4. Benditt DG, Sakaguchi S, Goldstein MA, Lurie KG, Gornick CC, Adler SW (1994) Sinus node dysfunction: pathology, clinical feature, evaluation, and treatment. In: Zipes DP, Jalife J (eds) Cardiac electrophysiology. From cell to bedside. 2nd ed. WB Saunders Company, Philadelphia, 1215–1247
5. Bilbao FJ, Zabalza IE, Vilanova JR, Froufe J (1987) Atrioventricular block in posterior acute myocardial infarction. A clinicopathologic correlation. Circulation 75:733–736
6. Block M, Broggrefe M, Goedel-Meinen L, Hohnloser SH, Kalusche D, Kuck KH, Meinertz T, Oeff M, Pitschner H, Volkmann HJ (1998) Richtlinien für die Durchführung invasiver elektrophysiologischer Untersuchungen. Z Kardiol 87:502–512
7. Brady WJ, Harrigan RA (1997) Evaluation and management of bradyarrhythmias in the emergency department. Emerg Med Clin North Am 16:361–388
8. Cox J, Wang RY (1994) Critical consequences of common drugs: calcium channel blocker and beta-adrenergic antagonist overdose. Emerg Med Rep 15:83–90
9. Cox J, Krajden M (1991) Cardiovascular manifestations of lyme disease. Am Heart J 22:1449–1455
10. Feigl D, Ashkenazy J, Kishon Y (1984) Early and late atrioventricular block in acute inferior myocardial infarction. J Am Coll Cardiol 4:35–38
11. Fisch C, Knoebel SB (1985) Digitalis cardiotoxicity. J Am Coll Cardiol 5:91A
12. Fisch C (1997) Electrocardiography. In: Heart disease: A textbook of cardiovascular medicine, ed 5. WB Saunders, Philadelphia, pp 108–156
13. Fujimura O, Yee R, Klein GJ, Sharma AD, Boahene KA (1989) The diagnostic sensitivity of electrophysiologic testing in patients with syncope caused by transient bradycardia. N Engl J Med 321:1703–1707
14. Grubb BP Kosinski D (1996) Current trends in etiology, diagnosis, and management of neurocardiogenic syncope. Curr Op Cardiol 11:32–41
15. Heinroth KM, Werdan K (2000) Passagere Schrittmachertherapie. Transvenös, transkutan oder transgastral? Internist 41:1019–1030
16. Hohnloser SH, Klingenheben T, Singh BN (1994) Amiodarone associated proarrhythmic effects: a review with special reference to torsade de pointes tachycardia. Ann Int Med. 121:529–535
17. Kapoor W, Karpf M, Wiand S, Peterson J, Levey G (1983) A prospective evaluation and followup of patients with syncope. N Engl J Med 309:197–204
18. Kapoor WN (1997) Syncope and hypotension. In: Braunwald E (ed) Heart disease: a textbook of cardiovascular medicine, ed 5. WB Saunders, Philadelphia, pp 863–876

19. Kenny RA, Ingram Bayless J, Sutton R (1989) Head up tilt: a useful test for investigating unexplained syncope. Lancet 1:352–355
20. Kerr CR, Grant AO, Wenger TL, Strauss HC (1983) Sinus node dysfunction. Cardiol Clin 1:187–207
21. Kostuk WJ, Beanlands DS (1970) Complete heart block associated with acute myocardial infarction. Am J Cardiol 26:380–384
22. Krahn AD, Klein GJ, Yee R (1997) Recurrent syncope: experience with an implantable loop recorder. In: Klein GH, Cardiology Clinics, Syncope 15:2, pp 313–326
23. Krahn AD, Klein GJ, Yee R, Takle-Newhouse T, Norris C for the reveal investigators (1999) Use of an extended monitoring strategy in patients with problematic syncope. Circulation 99:406–410
24. Lamas GA, Muller JE, Turi ZG, Stone PH, Rutherford DJ, Jaffe AS, Raabe DS, Rude RE, Mark DB, Califf RM (1986) A simplified method to predict occurrence of complete heart block during acute myocardial infarction. Am J Cardiol 57:1213–1219
25. Lemke B, Fischer W, Schulten HK (1996) Richtlinien zur Schrittmachertherapie. Indikationen, Systemwahl, Nachsorge. Z Kardiol 85:611–627
26. Leibowitz WB (1963) The heart in rheumatoid arthritis. Ann Intern Med 58:102–107
27. Linzer M, Yang EH, Estes NA 3rd, Wang P, Vorperian VR, Kapoor WN (1997) Diagnosing syncope. Part 2: unexplained syncope. Ann Intern Med 127:76–86
28. McEneaney DJ, Cochrane DJ, Enderson JA, Adgey AAJ (1997) Ventricular pacing with a novel gastroesophageal electrode: a comparison with external pacing. Am Heart J 133:674–680
29. Morillo CA, Klein GJ, Zandri S, Qea R (1995) Diagnostic accuracy of a low-dose isoproterenol head tilt protocol. Am Heart J 129:901–908
30. Myerburg RJ, Castellanos A (1997) Cardiac arrest and sudden cardiac death. In: Braunwald E (ed) Heart disease: a textbook of cardiovascular medicine, ed 5. WB Saunders, Philadelphia, pp 742–779
31. Natale A, Akhtar M, Jazayeri M, Dhola A, Blak Z, Despande S, Krebs A, Sra J (1995) Provocation of hypotension during head up tilt testing in subjects with no history of syncope or presyncope. Circulation 92:54–58
32. Olinde KD, O'Conell JB (1994) Inflammatory heart disease: pathogenesis, clinical manifestations, and treatment of myocarditis. Annu Rev Med 45:481–490
33. Ornato JP, Peberdy MA (1996) The mystery of bradyasystole during cardiac arrest. Ann Emerg Med 27:576–587
34. Pitcher D, Papouchado M, James M, Rees RJ (1986) Twenty-four hour ambulatory electrocardiography in patients with chronic atrial fibrillations. Br Med J 292:594
35. Ramoska EA, Spiller HA, Winter M, Borys D (1993) A 1-year evaluation of calcium channel blocker overdoses: toxicity and treatment. Ann Emerg Med 22:196–200
36. Rosenfeld LE (1988) Bradyarrhythmias, abnormalities of conduction, and indications for pacing in acute myocardial infarction. Cardiol Clin 6:49–61
37. Ross BA (1990) Congenital complete atrioventricular block. Pediatr Clin North Am 37:69–78
38. Seidl K, Breunung S, Rameken M, Siemon G, Schwacke H, Drogemüller A, Zahn R, Senges J (2000) Initial experience with an implantable loop recorder in patients with unexplained syncope. Z Kardiol 89:43–50
39. Sharma OP, Maheshwari A, Thaker K (1993) Myocardial sarcoidosis. Chest 103:253–258
40. Shulman LN, Braunwald E, Rosenthal DS (1997) Hematological-oncological disorders and heart disease. In: Braunwald E (ed) Heart Disease: A textbook of cardiovascular medicine, ed 5. WB Saunders, Philadelphia, pp 1786–1808
41. Swart GS, Brady WJ, BeBehnke D (1995) The efficacy of atropine in the prehospital treatment of unstable atrioventricular block and bradycardia in patients with acute myocardial infarction (abstr). Acad Emerg Med 2:156
42. The American Heart Association in Collaboration with the International Liaison Committee on Resuscitation (ILCOR) (2000) Guidelines 2000 for cardiopulmonary resuscitation and emergency cardiovascular care. An international consensus on science. Circulation 102:I 112–128
43. Wynne J, Braunwald E (1997) The cardiomyopathies and myocarditides. In: Braunwald E (ed) Heart disease: a textbook of cardiovascular medicine, ed 5. WB Saunders, Philadelphia, pp 1404–1463
44. Zipes DP (1997) Management of cardiac arrhythmias: pharmacological, electrical, and surgical techniques. In: Braunwald E (ed) Heart disease: a textbook of cardiovascular medicine, ed 5. WB Saunders, Philadelphia, pp 593–639
45. Zipes DP (1997) Specific arrhythmias: diagnosis and treatment. In: Braunwald E (ed) Heart disease: a textbook of cardiovascular medicine, ed 5. Philadelphia, WB Saunders, pp 640–704

M. Meine
P. Pfitzner
B. Voigt
H.-J. Trappe

Akute Herzrhythmusstörungen bei Schrittmacher- und Defibrillatorpatienten

Eingegangen: 21. Oktober 2000
Akzeptiert: 20. November 2000

Serie:
Die Notfalltherapie bei akuten Herzrhythmusstörungen
Herausgegeben von
H.-J. Trappe
und H.-P. Schuster

Dr. med. Mathias Meine (✉) · P. Pfitzner
B. Voigt · H.-J. Trappe
Medizinische Klinik II
(Schwerpunkte Kardiologie
und Angiologie)
Universitätsklinik Marienhospital
Ruhr-Universität Bochum
Hölkeskampring 40
44625 Herne

Acute arrhythmias in pacemaker and defibrillator patients

Summary The implantation of an artificial pacemaker (PM) is an established therapy of bradyarrhythmias, whereas implantable cardioverter defibrillators (ICD) are an acceptable approach to treat patients (pts) with life-threatening ventricular tachyarrhythmias. Despite excellent results in pacemaker therapy and the prevention of sudden cardiac death by ICDs, problems and complications have been reported. Emergency situations can be caused by "true" complications, of the pulse generator and/or the electrode system. In addition, emergencies can occur due to the underlying heart disease. Among "true" complications, infection is the most serious event with an incidence of 2–7%. Infections are associated with increased morbidity and mortality. When an infection is present, usually a complete removal of the entire system is required. Hematoma involving the pulse generator pocket is seen only occasionally (incidence 2–5%). Management of a pocket hematoma can be expectant with local compression; however, when it is unsuccessful, surgical intervention is required. Lead-related complications occur with an incidence of 5–10%: most frequently are dislocations (incidence 3–10%), lead wire fractures (incidence 1–5%) or insulation defects. These complications lead to inappropriate ICD shocks. In all cases of lead-related complications, repair of the electrodes is not recommended and the treatment of choice is replacement of the lead system. Dysfunctions of these devices can produce ineffective pacing or oversensing with a lack of cardiac stimulation or shocks. To analyze the ECG, an exact characterization of the pacemaker spikes and the P- and R-waves are necessary. Oversensing leads to a lack of artificial pacing whereas undersensing produces a permanent stimulation in competition with the patient's own rhythm. A reentry of ventriculoatrial conduction and atrioventricular pacing produced pacemaker mediated tachycardia (PMT).
Inappropriate ICD shocks are mainly caused by atrial fibrillation with an incidence of 20–40%. Slowing of the atrioventricular conduction rate is the adequate therapy in those pts. Frequent appropriate ICD discharges (incidence ≈ 1%) is one of the most important problems in ICD pts and is often caused by poor left ventricular dysfunction in the majority of them. In those pts, aggressive treatment of heart failure is necessary and alternative approaches like antiarrhythmic drug therapy or catheter ablation should be used in only selected cases. In pts with emergency situations after PM/ICD implantation, fast appropriate diagnostic and therapeutic strategies are necessary to avoid further PM/ICD discharges and to avoid risk to the pts.

Key words Artificial cardiac pacemaker – dysfunction – automatic cardioverter-defibrillator-emergency situations – inappropriate shocks – sudden death

Zusammenfassung Während Herzschrittmacher (SM) zur Behandlung bradykarder Herzrhythmusstörungen erfolgreich eingesetzt werden, ist der implantierbare Defibrillator (ICD) ein geeignetes Therapie-Verfahren zur Behandlung ventrikulärer Tachyarrhythmien. Trotz eindeutiger Erfolge in der Therapie und Prävention lebensbedrohlicher Herzrhythmusstörungen sind diese Verfahren nicht ohne Risiken und Komplikationen. Notfallsituationen können durch „echte" Komplikationen von SM/ICD-Generator und/oder Elektrodensystem hervorgerufen werden oder durch Situationen bedingt sein, die durch die Grunderkrankung des Patienten verursacht sind. Infektionen sind sicher am schwerwiegendsten und werden in einer Häufigkeit von 2–7% beobachtet. Sie gehen mit einer erhöhten Morbidität und Mortalität einher und erfordern die Explantation des gesamten ICD-Systems. Hämatome im Bereich der Generatortasche und/oder einer subkutan implantierten Flächenelektrode kommen in einer Häufigkeit von 2–5% vor und können durch lokale Kompressionsmaßnahmen behandelt werden oder erfordern in Einzelfällen die operative Revision. Komplikationen des Elektrodensystems werden in etwa 5–10% nachgewiesen. Es handelt sich vor allem um Dislokationen (Inzidenz 3–10%), Elektrodenbrüche (Inzidenz 1–5%) oder Isolationsdefekte. Hinweise auf Störungen des Elektrodensystems ergeben sich aufgrund ineffektiver Stimulationen oder Wahrnehmungen von extrakardialen Signalen mit der Folge von Inhibierung der Schrittmacherstimulation oder inadäquater ICD-Entladungen. Für die Differentialdiagnostik von tachykarden und bradykarden Herzrhythmusstörungen bei Schrittmacherpatienten ist eine genaue Zuordnung der Schrittmacherstimulationsspikes zu den P-Wellen und R-Zacken im EKG erforderlich. Während bei einem Oversensing die Schrittmacherstimulation inhibiert wird, kommt es bei einem Undersensing zu einer starrfrequenten Stimulation, die in Konkurrenz mit dem Eigenrhythmus treten kann. Schrittmacherinduzierte Tachykardien (PMT) kommen durch ein Reentry-Kreis zwischen retrograder AV-Überleitung und AV sequentieller Stimulation zustande. Eine Magnetauflage führt bei den meisten Schrittmacheraggregaten zu einem starrfrequenten Stimulationsmodus, wodurch Dysfunktionen durch Oversensing und PMT temporär terminiert werden können.

Bei ICD-Patienten können auch Notfallsituationen durch inadäquate ICD-Entladungen bei supraventrikulären Tachyarrhythmien oder durch häufige adäquate ICD-Therapien verursacht werden. Die häufigste Ursache inadäquater ICD-Entladungen ist tachykardes Vorhofflimmern (Inzidenz 20–40%), das relativ einfach durch medikamentöse Beeinflussung der atrioventrikulären Überleitung behandelt werden kann. Adäquate häufige ICD-Entladungen (Inzidenz $\approx$ 1%), oft Zeichen einer hämodynamischen Verschlechterung, sind wesentlich schwieriger zu behandeln und hier sollte in erster Linie eine aggressive Therapie der Herzinsuffizienz durchgeführt werden. Alternative Verfahren wie Katheterablation oder antiarrhythmische Behandlung sollten zurückhaltend erfolgen. Die Betreuung von Notfällen nach SM/ICD-Implantation erfordert vor allem ein rasches gezieltes diagnostisches und therapeutisches Vorgehen, um weitere Entladungen und eine mögliche Gefährdung eines Patienten zu vermeiden.

Schlüsselwörter Herzschrittmacher – Dysfunktion – automatischer Kardioverter-Defibrillator – Notfälle – inadäquate Schocks – plötzlicher Herztod

Einleitung

Die Zahl von Patienten, bei denen aufgrund bradykarder und/oder tachykarder Herzrhythmusstörungen ein Schrittmacher bzw. Defibrillator implantiert wurde, ist in den vergangenen Jahren gestiegen, nicht zuletzt bedingt durch eine Ausweitung der Schrittmachertherapie auf Patienten mit medikamentös therapierefraktärer Herzinsuffizienz oder hypertroph obstruktiver Kardiomyopathie (23, 34). Bedingt durch Unsicherheiten der medikamentös-antiarrhythmischen Therapie und durch neue Studienergebnisse zur prophylaktischen Defibrillatorimplantation kommen auch immer mehr Patienten für eine Behandlung mit dem automatischen Defibrillator (ICD) in Frage, infolgedessen die Zahl der ICD-Implantationen in den vergangenen Jahren ebenfalls kontinuierlich angestiegen ist (39, 40). Trotz unbestreitbarer Erfolge ist die Schrittmacher- und Defibrillator-Therapie nicht ohne Probleme und Komplikationen, und Störungen oder Funktionsausfälle der implantierten Systeme können zu einer ernsten Gefährdung eines Patienten führen. Besonders in Notfallsituationen ist oft unklar, welche Komplikationen von Schrittmacher- und/oder Defibrillatorsystemen vorliegen können und welches Vorgehen im Notfall am sinnvollsten ist.

In der vorliegenden Arbeit sollen Probleme und Komplikationen des Schrittmacher- und Defibrillatorpatienten, die zu Notfallsituationen führen können, vorgestellt werden und welche diagnostischen und therapeutischen Vorgehensweisen am sinnvollsten sind, um zu einer schnellen und sicheren Lösung von Problemen zu kommen.

Notfälle bei Schrittmacherpatienten

Allgemeine Überlegungen

Es ist unbestritten, dass die Implantation permanenter Schrittmachersysteme bei richtiger Indikation, Implantation und Nachsorge für einen Patienten mit einer Verbesserung von klinischer Symptomatik, Lebensqualität und Prognose verbunden ist (4, 9, 18). Dennoch sind Probleme und Komplikationen bekannt, die intraoperativ, kurz nach der Schrittmacherimplantation oder im Langzeitverlauf auftreten können und zum Notfall beim Schrittmacherpatienten führen können (11, 14, 46). Neben typischen akuten Rhythmusstörungen sind auch Spätkomplikationen bekannt, die daher auch in dieser Arbeit vorgestellt werden sollen (Tab. 1).

Fehlfunktionen von Schrittmachersystemen oder Probleme bei Schrittmacherpatienten sind entweder dem implantierten System zuzuordnen (Schrittmacheraggregat und/oder Elektrodensystem) oder aber sind durch Interaktionen von Schrittmacherfunktion und Grundkrankheit des Patienten bedingt. Während sich bei einem Ausfall des Schrittmacheraggregates in der Regel die ursprüngliche bradykarde Herzrhythmusstörung, die zur Schrittmacherimplantation geführt hatte (47), zeigt, kann eine Fehlfunktion sowohl zu bradykarden als auch zu tachykarden Herzrhythmusstörungen führen (31). Darüber hinaus können tachykarde Arrhythmien auch bei Schrittmacherpatienten auftreten, in deren Diagnostik und therapeutischen Intervention v. a. elektromagnetische Interaktionen mit dem Schrittmacheraggregat und den Schrittmachersonden berücksichtigt werden müssen (5). Der Verdacht einer Fehlfunktion eines implantierten Schrittmachersystems erfordert eine *umgehende* Klärung, da bei einer tatsächlich vorliegenden fehlerhaften Impulserkennung und/oder fehlenden bzw. fehlerhaften Stimulation das Leben eines Patienten bedroht sein kann.

Tab. 1 „Frühe" und „späte" Schrittmacherkomplikationen

Früh	Spät	Früh oder spät
Pneumothorax	Thromboembolie	Dislokation der
Hämatothorax	Elektrodendefekt	Elektrode
Subkutanes Emphysem	Anstieg der	SM-Arrhythmien
Perforation	Reizschwelle	SM-Syndrom
Verletzung der Arterie	Batterieerschöpfung	Batterieerschöpfung
Verletzung des	Twiddler Syndrom	Konnektorprobleme
Plexus brachialis	Allergie	Drucknekrosen
Infektion	Infektion	Infektion
Wundheilungsstörungen		
Lungenembolie		
Path. Stimulation	Path. Stimulation	Path. Stimulation

Abkürzung: path=pathologisch, SM=Schrittmacher

Die *Symptomatik* bradykarder oder tachykarder Herzrhythmusstörungen ist bei Schrittmacherpatienten meist unspezifisch und Ausdruck eines reduzierten Herzzeitvolumens. Bei ineffektiver oder fehlender Herzstimulation werden die Symptome durch den Schweregrad der zugrundeliegenden bradykarden Herzrhythmusstörungen geprägt (48). Sie reichen von Schwindel, Synkope, Dyspnoe, Angina pectoris bis hin zum kardiogenen Schock oder Asystolie. Elektrodenbrüche oder Isolationsdefekte können neben der ineffektiven Herzstimulation zu einer Innervation der Schultergürtelmuskulatur oder des Zwerchfelles führen, was zu pulssynchronen Muskelzuckungen führt. Das Ausmaß der Symptomatik tachykarder Herzrhythmusstörungen wird – wie auch bei Patienten ohne Herzschrittmacher – durch die Herzfrequenz und die myokardiale Kontraktilitätsreserve bestimmt.

Die *Diagnostik* von Herzrhythmusstörungen wird bei Schrittmacherpatienten dadurch erschwert, dass nicht immer die Schrittmacherstimulationen (Spikes) im EKG sichtbar sind. Während bei unipolarer Stimulation die Spannung über ein großes Feld zwischen Elektrodenspitze (Kathode) und Schrittmachergehäuse (Anode) abgegeben wird und somit im EKG gut ersichtlich ist, entsteht bei bipolarer Stimulation mit einer Impulsabgabe zwischen zwei Polen am distalen Elektrodenende nur ein kleines elektrisches Feld, das im EKG häufig nicht zur Darstellung kommt. Die Erkennung der Schrittmacherstimulationsspikes auf den EKG-Monitoren wird darüber hinaus durch die Signalfilterung zur Unterdrückung von Störartefakten (Netzbrummen, Muskelpotentiale) erschwert. Hierdurch erreichen die Stimulationsspikes mit einer Impulsdauer von 0,1–1,0 ms eine Breite von 20–30 ms im Oberflächen-EKG. Analog zur Stimulationspolarität ist bei unipolarer Wahrnehmung aufgrund des großen Abstandes der Kathode zur Anode das Feld für elektrische Störeinstrahlungen vergrößert. Bei bipolarer Wahrnehmung ist weniger mit Fehlwahrnehmungen externer Störquellen (Oversensing) zu rechnen als bei unipolarer Wahrnehmung. Eine besondere Rolle in der Schrittmacherdiagnostik spielt die Magnetauflage auf den Schrittmacher. Hierdurch wird bei den meisten Aggregaten ein starrer Stimulationsmodus ohne Wahrnehmungsfunktion (AOO, VOO, DOO) ausgelöst, dessen Frequenz geräteabhängig ist. Eine abnehmende Batteriespannung kann an einem Abfall der „Magnetfrequenz" erkannt werden.

„Tips und Tricks"

Für die Diagnostik und Behandlung von Herzrhythmusstörungen ist bei Schrittmacherpatienten primär die Symptomatik richtungsweisend; die EKG's von Schrittmacherpatienten sind im Notfall sehr wichtig (besonders

bei 12-Kanal-Ableitungen) und weisen oft auf die richtige Diagnose hin:
1. Ein Fehlen der Schrittmacherspikes im Oberflächen-EKG muss nicht unbedingt ein Fehlen der Stimulation des Schrittmachers bedeuten.
2. Sind „R-Zacken" erkennbar, ist eine Asystolie nicht unbedingt ausgeschlossen. Es kann sich auch um verzerrte (gefilterte) Schrittmacherspikes handeln, die nicht mit einer myokardialen Depolarisation beantwortet werden.
3. Die automatische Berechnung der Herzfrequenz durch das EKG-Gerät sollte kritisch interpretiert werden, da diese häufig durch doppeltes Zählen der atrialen/ventrikulären Schrittmacherspikes und der R-Zacken überschätz wird.
4. Dem Schrittmacherausweis, den der Patient normalerweise immer bei sich führen sollte, sind wichtige Daten wie Schrittmachertyp, Stimulationsmodus, Interventionsfrequenz und Magnetfrequenz zu entnehmen.

Infektion

Häufigkeit und Diagnostik. Eine gefürchtete frühe Komplikation ist die Infektion von Schrittmachertasche und/oder Elektrodensystem, die mit einer erhöhten Morbidität und Letalität einhergeht (8, 20). Die Inzidenz solcher Infektionen wird in der Literatur unterschiedlich angegeben und die Häufigkeiten schwanken zwischen 1–12% (57). Klinische Zeichen einer Schrittmacher-Frühinfektion (<1–6 Monate postoperativ) sind manifeste Entzündungszeichen mit Rötung, Schwellung, und/oder Abszessbildung im Bereich der Schrittmachertasche, verbunden mit Fieber, Leukozytose und einem erhöhten C-reaktiven Protein. Der typische Keim einer Frühinfektion, meistens bedingt durch unexakte operative Asepsis mit Wundkontamination, ist Staphylococcus aureus, z.T. werden aber auch andere Keime wie Pseudomonas aeruginosa oder gramnegative Bakterien beobachtet.

Therapie. Über das geeignete Vorgehen bei Schrittmacherinfektion sind die Meinungen kontrovers: Während einige Autoren bereits beim Verdacht einer Schrittmacherinfektion unverzüglich die Entfernung von Schrittmacheraggregat und Elektrodensystem durchführen, sehen andere zunächst die Notwendigkeit einer antibiotischen Therapie mit Keimnachweis. Bei Zeichen einer gesicherten floriden Infektion muss unverzüglich eine operative Entfernung von Generator und Elektrodensystem erfolgen, um ein Fortschreiten der Infektion zu vermeiden. Da sich eine Infektion, die meistens zunächst nur im Bereich der Schrittmachertasche zu finden ist, entlang der Elektrode ausbreiten kann, muss das *gesamte* Schrittmachersystem entfernt werden. Unter streng aseptischen Bedingungen ist dann die Neuimplantation eines Schrittmachersystems auf der kontralateralen Seite oder in der Rectusscheide notwendig, wobei die Fragen des ein- oder zweizeitigen Vorgehens ebenfalls kontrovers diskutiert werden (26, 57).

Perforation

Häufigkeit und Diagnostik. Die Perforation einer Schrittmacherelektrode ist ein ernster Notfall, der schnelles und gezieltes therapeutisches Vorgehen verlangt. Eine Perforation ist aufgrund klinischer Zeichen einer Perikardtamponade (Dyspnoe, Hypotonie, Tachykardie, Halsvenenstauung) zu vermuten und durch röntgenologische und/oder echokardiographische Befunde zu bestätigen. Eine Perforation ist auch durch Analyse unipolarer abgeleiteter Elektrogramme von der Schrittmacherelektrode möglich oder durch Ableitung von Elektrogrammen von der distalen Elektrode bei bipolaren Schrittmachersystemen. Ein Elektrogramm mit einer positiven R-Welle bzw. positivem QRS-Komplex und positiver T-Welle spricht für eine Perforation, während normalerweise bei regelrechter Lage der Schrittmacherelektrode im rechten Ventrikel QRS-Komplex und T-Welle negativ sind.

Therapie. Der Verdacht einer Perforation muss die sofortige Diagnosesicherung durch Echokardiographie nach sich ziehen und therapeutisch sind Perikardpunktion und/oder operative Revision notwendig. Eine bestehende Antikoagulation muss *sofort* unterbrochen werden.

Bradykardie ohne Schrittmacherspikes

Fällt die Herzfrequenz unterhalb der programmierten Interventionsfrequenz und Fehlen die Schrittmacherstimulationen, liegt entweder eine interne Störung des Schrittmachersystems oder eine externe elektrische Störung durch Muskelpotentiale oder technische Geräte vor (Tab. 2).

Totalausfall

Häufigkeit und Diagnostik. Ein Totalausfall eines Schrittmacheraggregates kann durch mechanische oder auch elektrische Schäden im Rahmen eines Traumas (Thoraxtrauma, Stromunfall), einer kardiopulmonalen Reanimation mit externer Defibrillation (25) oder auch durch elektromedizinische Anwendungen (Reizstrom, Elektrokauter) (1, 53) verursacht werden. Eine Batterieerschöpfung ist selten eine Ursache eines Totalausfalles, da zuvor in ein Energie-Sparmodus umgeschaltet wird (AOO, VOO, DOO). Im EKG zeigt sich eine Bradykar-

Tab. 2 Ursachen fehlender Schrittmacherstimulation (kein Stimulusartefakt)

- Batterieerschöpfung
- Batteriedefekt
- Kabelbruch
- Oversensing
  a) Elektromagnetische Interferenzen
  b) Muskelpotentiale
  c) Pathologische Potentiale bei Isolationsdefekt
  d) Pathologische Potentiale bei Elektrodenbruch
- Fehlerhafte Konnektion von Elektrode und Generator
  a) Flüssigkeit im Elektrodenhalter (Header)
  b) Gelockerte Schrauben
  c) Unipolare Elektrode mit bipolarer Programmierung

die, die zur Schrittmacherimplantation geführt hatte, oder ein Ersatzrhythmus mit schmalen (AV junktional) (QRS-Breite <0,12 s) oder breiten (subhissär) (QRS-Breite >0,12 s) Kammerkomplexen oder sogar eine Asystolie mit fehlenden Schrittmacherspikes.

Therapie. Bei symptomatischer Bradykardie kann versucht werden, die Herzfrequenz medikamentös zu steigern (Atropin [0,5 mg i.v.], Orciprenalin [0,25–0,5 mg i.v.]). Eine intensivmedizinische Überwachung mit eventueller Anlage eines passageren Schrittmachers ist bis zum Schrittmachergeneratorwechsel erforderlich. Bei einer Asystolie ist eine sofortige kardiopulmonale Reanimation einzuleiten und je nach Verfügbarkeit eine externe, transösophageale oder transvenöse Ventrikelstimulation durchzuführen (12, 29).

Ventrikuläres Oversensing

Häufigkeit und Diagnostik. Wird eine elektrische Spannung über die atriale bzw. ventrikuläre Elektrode gemessen, die oberhalb der programmierten Wahrnehmungsschwelle liegt, so wird diese als atriale bzw. ventrikuläre Eigenaktion gedeutet, unabhängig vom Ursprung der Spannungsquelle. Als Störquellen kommen neben elektrischen Geräten (1, 21) auch Myopotentiale (7) in Betracht. Da die Schrittmacher meist im Inhibitionsmodus programmiert sind, führt ein ventrikuläres Oversensing zur Inhibierung der ventrikulären Stimulation. Bei fehlendem Ersatzrhythmus kommt es zu einer Synkope, durch die sich der Patient meist der Störquelle entfernt. Ein Elektrodenisolationsdefekt kann jedoch zu einem permanentem Oversensing führen. Im EKG findet sich eine Pause mit fehlendem Schrittmacherspike, teilweise können auch Störartefakte erkannt werden (Abb. 1).

Therapie. Die erste therapeutische Wahl ist die Entfernung der Störquelle. Ist dies nicht möglich, so kann meist durch Magnetauflage die Wahrnehmungsfunktion ausgeschaltet und starrfrequent stimuliert werden. Lässt sich der Schrittmacher durch Magnetauflage nicht beeinflussen, sollte versucht werden, die Herzfrequenz medikamentös anzuheben (Atropin [0,5 mg i.v.], Orciprenalin [0,5 mg i.v.]). Durch Umprogrammierung ist es fast immer möglich, ein Oversensing zu vermeiden.

Bradykardie mit Schrittmacherspikes

Die Diagnose einer Schrittmacherfehlfunktion aufgrund einer Bradykardie trotz sichtbarer Stimulationsspikes erfordert eine genaue Analyse der Beziehung der Schrittmacherspikes zu den QRS-Komplexen. Schwierigkeiten können hierbei Zweikammerschrittmacher bereiten, die intermittierend atrial und/oder ventrikulär stimulieren oder inhibieren (AAI, DDD, VAT) (54).

Exit-Block

Häufigkeit und Diagnostik. Ein Exit-Block beschreibt eine ineffektive Schrittmacherstimulation. Als Ursache

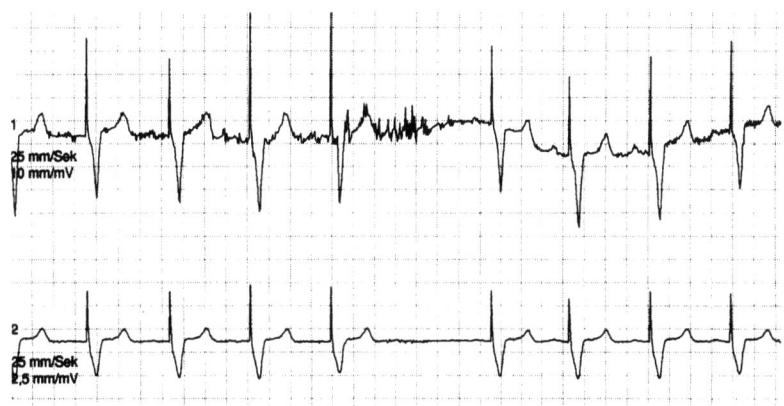

Abb. 1 Ausschnitt aus einem Langzeit-EKG von einem Patienten mit einem DDD-Schrittmachersystem und Vorhofflimmern. Aufgrund eines Oversensings von Myopotentialen (Muskelzittern im EKG) kommt es zu einer Inhibierung der ventrikulären Stimulation. Es wird eine Pause mit fehlendem Schrittmacherspike ersichtlich. Schreibgeschwindigkeit 25 mm/s

kommen eine Erhöhung der Stimulationsreizschwelle (37), eine Sondendislokation oder ein Elektrodenbruch in Frage (Tab. 3). Dislokationen von Elektroden gehören nach Schrittmacherimplantation zu den häufigsten perioperativen Komplikationen und werden besonders bei Patienten mit rarefiziertem rechtsventrikulären Trabekelwerk beobachtet, außerdem auch bei Patienten mit dilatierten Herzhöhlen. Besonders bei Patienten mit implantierten DDD-Schrittmachersystemen ist eine Dislokation der Vorhofelektrode ein bekanntes Phänomen (33). Klinische Zeichen einer Dislokationen sind Fehlfunktionen des Schrittmachersystems mit inadäquater Erkennungs- und Stimulationsfunktion bzw. einem Anstieg der Stimulationsreizschwelle. Besonders postoperativ auftretende Elektrodendislokationen sind röntgenologisch leicht zu diagnostizieren, während spät aufgetretene Dislokationen, besonders wenn es sich um Mikrodislokationen handelt, oft nur schwer zu beweisen sind. Neben den Schrittmacherstimulationsspikes, denen keine atriale und/oder ventrikuläre Depolarisation folgt, wird im EKG ein Ersatzrhythmus (schmale oder breite Kammerkomplexe) oder sogar eine Asystolie ersichtlich (Abb. 2). Vorsicht ist hier bei der Darstellung und Analyse der Schrittmacherspikes durch das EKG-Gerät geboten, da diese durch Filterung häufig als R-Zacken fehlinterpretiert werden.

Therapie. Die therapeutischen Interventionen gleichen denen eines Totalausfalls des Schrittmachersystems. Bei Anlage eines passageren Schrittmachers sollte die Interventionsfrequenz oberhalb der programmierten Grundfrequenz des implantierten Schrittmachers liegen, da dessen ineffektive Stimulationsspikes zu einer Inhibierung des passageren Schrittmachers führen können. Ein starrfrequenter Stimulationsmodus (z. B. VOO) ist ebenso möglich.

Ventrikuläres Oversensing

Häufigkeit und Diagnostik. Eine fehlende ventrikuläre Stimulation durch Oversensing kann sich bei Zweikammer-Schrittmachersystemen durch eine Bradykardie auch mit Schrittmacherspikes im EKG zeigen, wenn atrial stimuliert wird. Eine transkutane elektrische Nervenstimulation (TENS) kann sowohl zu einem Oversensing als auch zur Darstellung von „Pseudoschrittmacherspikes" führen (15).

Therapie. Erste therapeutische Maßnahme ist auch hier die Entfernung der Störquelle. Durch Magnetauflage kann eine starrfrequente Stimulation erreicht werden. Nur in seltenen Fällen ist eine medikamentöse Steigerung der Eigenfrequenz erforderlich.

Schrittmachersyndrom

Häufigkeit und Diagnostik. Das typische Schrittmachersyndrom ist durch eine VVI-Stimulation mit retrograder ventrikuloatrialer Leitung und konsekutivem Blutdruckabfall gekennzeichnet. Der Blutdruckabfall ergibt sich aus der Summe von dem Fehlen des Vorhofbeitrages zum Herzzeitvolumen und der Wirkung humoraler Mediatoren (atriales natriuretisches Peptid), die durch den gesteigerten atrialen Füllungsdruck vermehrt freigesetzt werden. Im EKG stellt sich ein ventrikulärer Schrittmacherrhythmus dar, die retrograden P-Wellen finden sich im Bereich der ST-Strecke oder der T-Welle (Abb. 3).

Therapie. Als Notfalltherapie sollte die Eigenfrequenz medikamentös (Atropin 0,5 mg i.v., Orciprenalin 0,5 mg i.v.) über die Schrittmacherinterventionsfrequenz erhöht werden, um eine ventrikuläre Stimulation zu vermeiden. Liegt die Magnetfrequenz oberhalb der Interventionsfrequenz, kann mittels Magnetauflage durch Erhöhung der Herzfrequenz das Herzzeitvolumen gesteigert werden. Zur Vermeidung des Schrittmachersyndroms sollte bei Patienten mit Einkammer-Systemen eine Aufrüstung auf einen Zweikammer-Schrittmacher (DDD) erfolgen.

Tachykardie mit Schrittmacher-Spikes

Undersensing (Entrance-Block)

Häufigkeit und Diagnostik. Werden die herzeigenen Aktionen nicht wahrgenommen, wird mit der programmierten Interventionsfrequenz stimuliert. Es resultiert eine

Tab. 3 Ursachen nicht-effektiver Schrittmacherstimulation (Stimulusartefakt vorhanden aber kein folgender QRS-Komplex)

- Elektrodendislokation
    a) Mikrodislokation
    b) Makrodislokation

- Elektrodenbruch

- Reizschwellenanstieg
    a) akut postoperativ
    b) früh postoperativ
    c) spät postoperativ
        - Myokardinfarkt
        - Metabolische Ursachen (Azidose, Alkalose, Hpoxie)
        - Elektrolytentgleisungen (Hyperkaliämie)
        - Medikamente (Antiarrhythmika)

- Myokardperforation

- Fehlerhafte Elektrodenlage
    a) Sinus coronarius
    b) Vena gastrica

- Fehlerhafte Konnektion

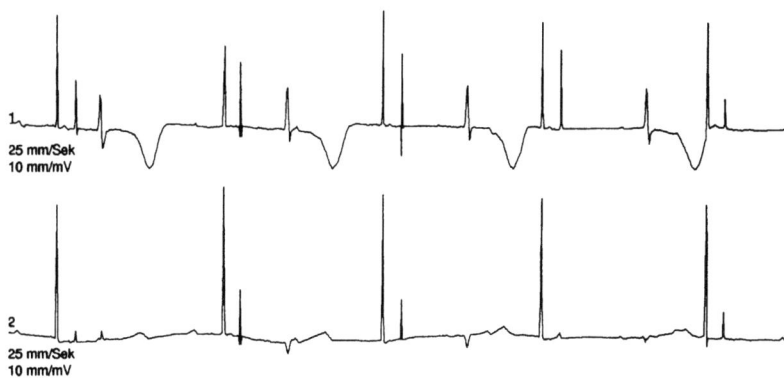

Abb. 2 Ventrikulärer Exit-Block bei einem Patienten mit implantiertem DDD-Schrittmacher. Während der atrialen Stimulation eine P-Welle folgt, führt die ventrikuläre Stimulation zu keiner myokardialen Antwort. Es zeigt sich ein Ersatzrhythmus mit schmalen QRS-Komplexen und einer Kammer-Frequenz von 40/min. Die QRS-Komplexe stehen in keinem Zusammenhang mit den Stimulationsspikes. Schreibgeschwindigkeit 25 mm/s

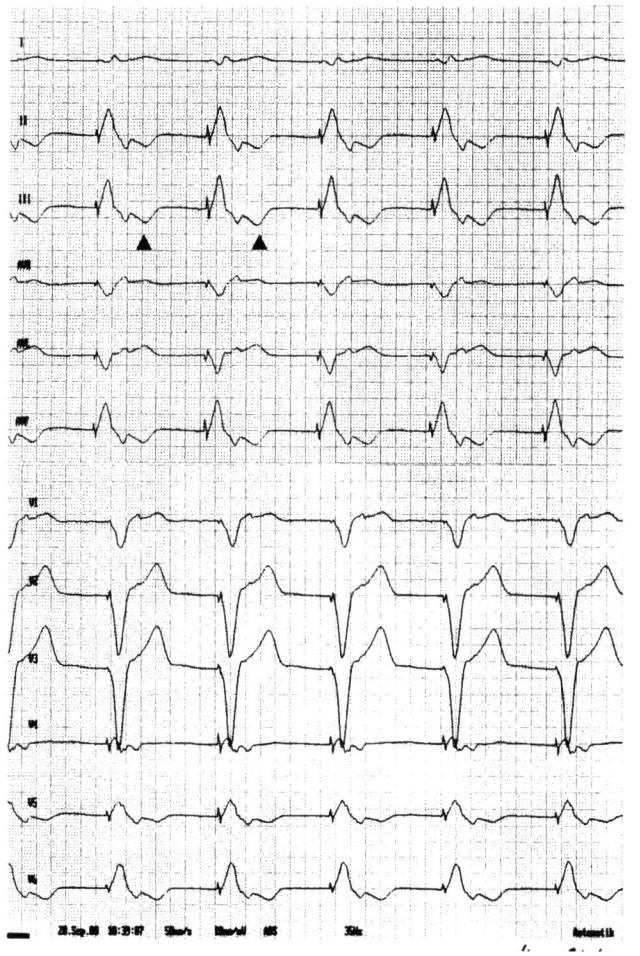

Abb. 3 Schrittmachersyndrom mit ventrikulärer Stimulation (VVI Schrittmacherrhythmus) und retrograder Vorhoferregung. Die P-Wellen sind nach dem stimulierten QRS-Komplex im Bereich der ST-Strecke zu erkennen (Pfeil)

Arrhythmie mit z. T. Eigenrhythmus, stimulierten Aktionen und nicht beantworteten Schrittmacherspikes, wenn die Stimulationen in die absolute Refraktärzeit fallen (Abb. 4). Ursache eines Undersensings ist eine gestörte Wahrnehmung durch Reduktion der R-Wellenamplitude, Sondendislokation oder Elektrodendefekt (31). An eine automatische Umprogrammierung in einen starrfrequenten Energiesparmodus (VOO, DOO) bei drohender Batterieerschöpfung ist differentialdiagnostisch zu denken.

Therapie. Um eine „Konkurrenz" des Eigenrhythmus mit dem Schrittmacherrhythmus zu vermeiden, kann entweder durch eine Magnetauflage die Stimulationsfrequenz oberhalb der Eigenfrequenz erhöht werden oder der Eigenrhythmus medikamentös (Propanolol [1–5 mg i.v.], Esmolol [0,5 mg/kg über 1 min, Dauerinfusion 0,05–0,2 mg/kg/min i.v.], Isoptin [5–10 mg i.v.], Digitoxin [0,25–0,5 mg i.v.] bei Vorhofflimmern) unterhalb der Interventionsfrequenz supprimiert werden. Ein kontinuierliches EKG-Monitoring ist aufgrund der möglichen Induktion von ventrikulären Tachykardien oder Kammerflimmern (Spike auf R-Phänomen) erforderlich. Eine sofortige Überprüfung der Schrittmacherfunktion sollte erfolgen.

Atriales Oversensing

Häufigkeit und Diagnostik. Mit steigender Zahl der Implantationen von single-lead VDD-Schrittmachernsystemen, bei denen nur eine Sonde im rechten Ventrikel implantiert wird und die Vorhofsignale über eine Ringelektrode im rechten Vorhof (flottierender atrialer Bipol) wahrgenommen wird, ist mit dem Auftreten von Herzrhythmusstörungen aufgrund eines atrialen Oversensings zu rechnen (56). Zweikammer-Schrittmacher antworten auf ein atrial wahrgenommenes Ereignis nach der eingestellten atrioventrikulären Verzögerung mit einer ventrikulären Stimulation (VAT-Rhythmus). Handelt es sich bei den atrialen Ereignissen um ein Oversensing von Muskelpotentialen oder elektrischen Störsignalen, so folgt auch diesen eine ventrikuläre Triggerung. Die Fol-

Abb. 4 Undersensing eines normfrequenten Sinusrhythmus bei einem Patienten mit VVI-Schrittmachersystem. Es kommt zu einer ventrikulären Stimulation mit der Interventionsfrequenz, wobei nur die Stimulationen, die nach der absoluten Refraktärzeit einfallen, zu einer myokardialen Depolarisation führen. Im EKG erscheint eine Arrhythmie aus Eigenrhythmus (N), stimulierten Kammerkomplexen (P) und isolierten Schrittmacherspikes. Trifft die ventrikuläre Stimulation auf die vulnerable Phase (Spike auf T), ist die Induktion maligner tachykarder Herzrhythmusstörungen möglich. Schreibgeschwindigkeit 25 mm/s

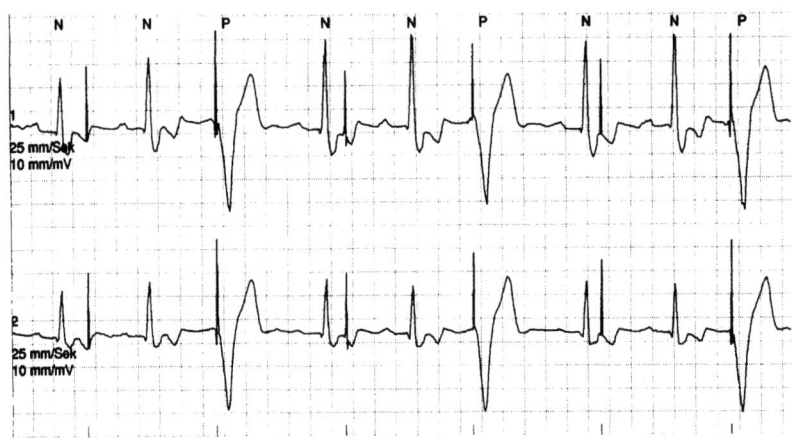

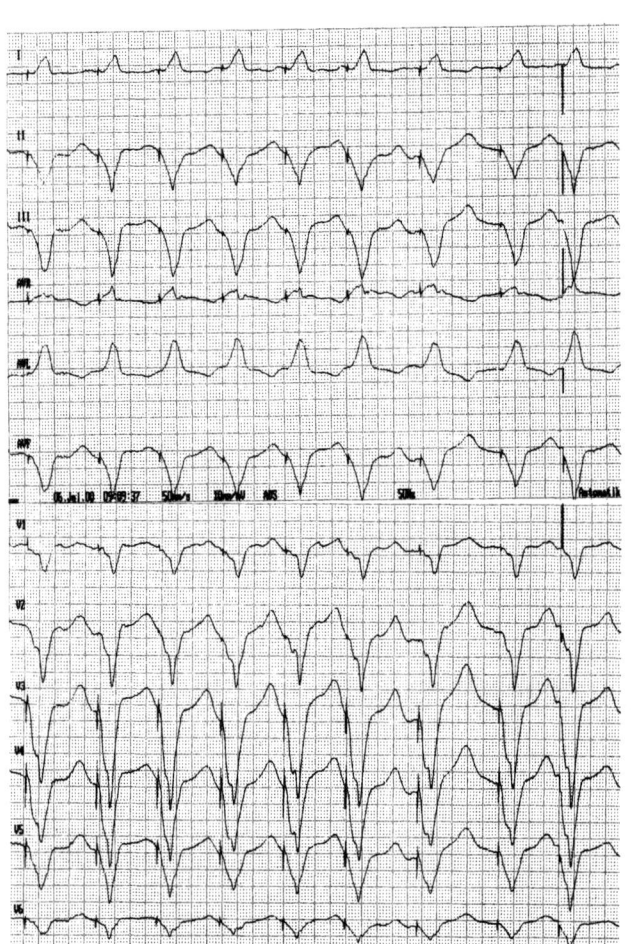

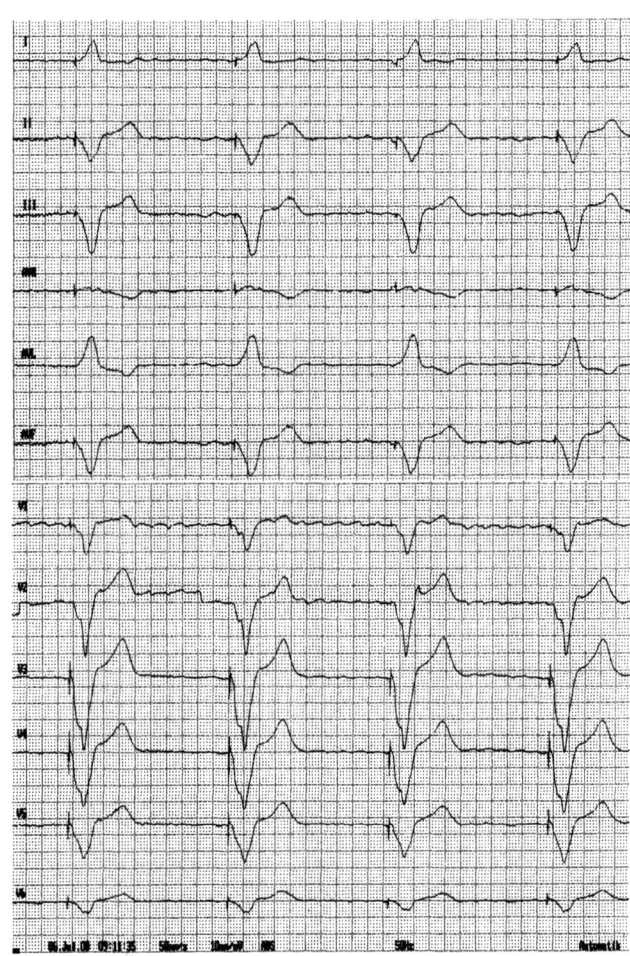

Abb. 5a Es zeigt sich eine regelmäßige Tachykardie mit stimulierten Kammerkomplexen und einer Frequenz von 150/min. Es handelt sich hier um ein DDD-Schrittmachersystem, das bei Vorhofflimmern die Ventrikelstimulation bis zur programmierten maximalen Trackingfrequenz triggert

Abb. 5b Nach manuellem Mode Switch (Programmierung auf VVI-Stimulation mit einer Interventionsfrequenz von 60/min) werden in den Ableitungen V1 und V2 die Vorhofflimmerwellen deutlich sichtbar

ge ist eine Arrhythmie bestehend aus ventrikulären Stimulationen, dessen Frequenz bis zur programmierten maximalen Trackingfrequenz reichen kann.

Therapie. Erste Maßnahme ist auch hier die Beseitigung der auslösenden Störquelle. Durch Magnetauflage kann ein DOO/VOO-Modus mit der „Magnetfrequenz" erreicht werden. Eine Schrittmacherkontrolle ist so schnell wie möglich durchzuführen.

Vorhofflattern/-flimmern

Häufigkeit und Diagnostik. Moderne Zweikammer-Schrittmachersysteme verfügen über einen automatischen Wechsel des Stimulationsmodus (Mode-Switch) bei Vorhofflattern/Vorhofflimmern. Fehlt dieser Algorithmus oder wird ein Teil von Vorhofflimmerwellen nicht wahrgenommen, kommt es zu einer ventrikulären Triggerung bis zur programmierten maximalen Trackingfrequenz (55). Im EKG sind typischerweise zwischen den stimulierten Kammerkomplexen Vorhofflatter- bzw. Vorhofflimmerwellen zu erkennen (Abb. 5).

Therapie. Als Notfallmaßnahme kann ein Magnet auf den Schrittmacher gelegt werden, damit starrfrequent im DOO Modus stimuliert wird. Es sollte dann manuell der Stimulationsmodus auf DDI oder VVI umprogrammiert werden. Nur selten wird eine notfallmäßige Kardioversion erforderlich.

Schrittmacherinduzierte Tachykardie (PMT)

Häufigkeit und Diagnostik. Bei der schrittmacherinduzierten Tachykardie (PMT=„pacemaker mediated tachycardia", ELT=„endless loop tachycardia") bildet sich ein artifizieller Reentry-Kreis zwischen atrialem wahrgenommenen Ereignis, ventrikulärer Triggerung und retrograder ventrikuloatrialer (VA) Überleitung. Die Zykluslänge des Reentry-Kreises ergibt sich aus der Summe von der retrograden VA-Leitung und der programmierten AV-Zeit. Das EKG zeigt eine regelmäßige Tachykardie mit ventrikulär stimulierten Komplexen und retrograden P-Wellen im Bereich der ST-Strecke oder der T-Welle (Abb. 6).

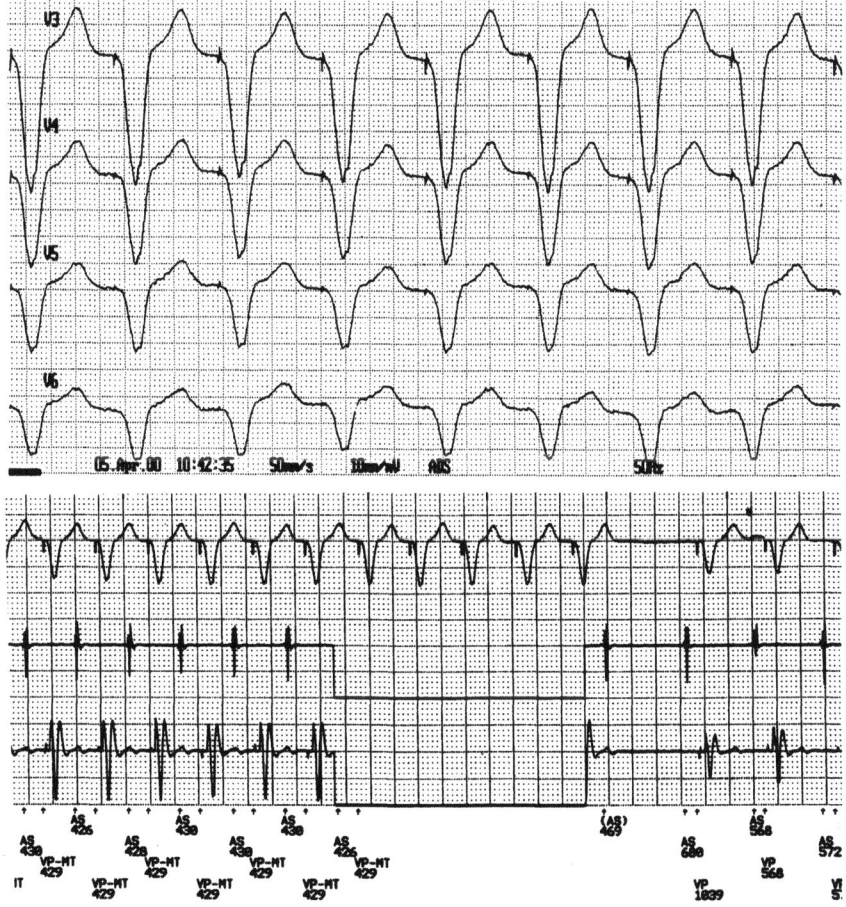

Abb. 6 Ausschnitt aus dem Oberflächen-EKG (oben) einer schrittmacherinduzierten Tachykardie mit stimulierten Kammerkomplexen und einer Frequenz von 140/min. In dem Ausdruck des Schrittmacherprogrammiergerätes (oberer Kanal: Oberflächen-EKG, mittlerer Kanal: atriales Elektrogramm, unterer Kanal: ventrikuläres Elektrogramm) wird eine retrograde Vorhoferregung sichtbar, die nach Umprogrammierung (Verlängerung der postventrikulären atrialen Refraktärzeit) nicht mehr vom Schrittmacher auf die Ventrikel weitergeleitet wird. AS = wahrgenommene atriale Depolarisation, (AS) = atriales Ereignis innerhalb der Refraktärzeit wahrgenommen, VP-MT = ventrikuläre Stimulation nach retrograder Vorhoferregung, VP = ventrikuläre Stimulation

Therapie. Als therapeutische Maßnahmen der ersten Wahl sind vagale Provokationsmanuever (Valsalva) dem Carotisdruck-Druckversuch, wegen der Gefahr von Hirnembolien bei Plaqueablösung, eindeutig vorzuziehen, um die VA-Leitung zu modulieren. Eine DOO Stimulation unter Magnetauflage kann in den meisten Fällen die Endlosschleife durchbrechen. Eine Umprogrammierung mit einer längeren postventrikulären atrialen Refraktärzeit sollte zur Prophylaxe einer PMT so bald wie möglich erfolgen.

Tachykardie ohne Schrittmacherspikes

Häufigkeit und Diagnostik. Tachykardien mit schmalen oder breiten QRS-Komplexen (50) können auch bei Patienten mit implantierten Herzschrittmachern auftreten. Meist ist der Schrittmacher inhibiert, und es finden sich im EKG keine Stimulationsspikes. Ist jedoch die Frequenz der Tachykardie höher als die programmierte ventrikuläre Refraktärzeit oder liegen die Amplituden bei Kammerflimmern unterhalb der Wahrnehmungsschwelle, so erfolgt eine Schrittmacherstimulation mit der programmierten Interventionsfrequenz (36). Diese Stimulationen sind ineffektiv und können einen implantierbaren Cardioverter/Defibrillator mit automatischer Signalverstärkung in der Wahrnehmung beeinträchtigen (17, 30).

Therapie. Wird eine externe Defibrillation erforderlich, so sollten die Defibrillationselektroden möglichst weit vom implantierten Schrittmacher aufgelegt werden. Eine kardiopulmonale Reanimation ist nach den Standardverfahren durchzuführen, auch wenn Elektrodenbrüche zu erwarten sind. Moderne Schrittmacher besitzen einen Defibrillationsschutz (hohe Energien werden umgeleitet), jedoch ist eine Dysfunktion oder ein Totalausfall nach externer Defibrillation nicht auszuschließen (25). Es sollte nach der Defibrillation auf jeden Fall eine Schrittmacherkontrolle durchgeführt werden.

Notfälle bei Defibrillatorpatienten

Die Tatsache, dass ein Patient Defibrillatorträger (ICD) ist, wird von den meisten Patienten selbst oder von den Angehörigen angegeben. Von entscheidender Bedeutung ist vor allem die Einschätzung der hämodynamischen Situation und die Beurteilung der Funktionsweise des ICD-Systems in der Notfallsituation. Da Patienten mit implantierten Defibrillatoren häufig eine deutlich reduzierte Ventrikelfunktion haben, gilt der Erfassung der Kreislaufsituation das erste Augenmerk. Bei Patienten mit häufigen Entladungen des ICD-Systems ist zu entscheiden, ob diese mit einer hämodynamischen Beeinträchtigung (Schwindel, Synkopen) einhergehen oder

Tab. 4 Symptome, Befunde und diagnostisches Vorgehen bei Notfallsituationen von Defibrillatorpatienten

Symptomatik
Häufige Entladungen mit hämodynamischer Beeinträchtigung (Schwindel, Synkopen)
Häufige Entladungen ohne hämodynamische Beeinträchtigung
Provozierbarkeit von ICD-Entladungen (Lagewechsel, Armbewegungen)

Klinische Befunde
Fieber
Stabile oder instabile Hämodynamik
Auffälligkeiten im Bereich der Generatortasche (Schwellung, Rötung, Pulsation)
Auffälligkeiten im Bereich der subkutanen Flächenelektrode (Schwellung, Rötung, Pulsation)
„Zuckungen" an der Elektroden-Insertionsstelle oder im Bereich der Generatortasche
(fehlerhafte Steckverbindung Generator-Elektrodensystem)

Allgemeine technische Untersuchungen
Blutbild, Differentialblutbild, CRP, BKS, Blutkulturen
Röntgen-Thorax (Elektrodenlage, Generatorlage bei pektoraler Implantation)
Röntgen-Abdomen (Generatorlage, Elektrodenverlauf)
Abdomen-Sonographie (Flüssigkeitsansammlungen, Hämatomausdehnung)
Computertomographie (Flüssigkeit, Abszessbildung im Bereich von Generator und/oder Elektrodensystem; besonders epikardiale Aggregate)

Spezielle technische Untersuchungen
Telemetrische Abfrage des ICD-Systems (Erfolgte Therapieabgaben)
Analyse gespeicherter Elektrogramme (Art, Form, Morphologie)
Beurteilung von Effektivität oder Ineffektivität antitachykarder Stimulation
Erfassung von Störsignalen
Dokumentation und Analyse intrakardialer Elektrogramme unter Provokation (Armbewegungen, Lagewechsel)

Abkürzungen: BKS=Blutkörperchen-Senkungsgeschwindigkeit, CRP= C-reaktives Protein

vom Patienten toleriert werden, ohne dass Zeichen eines verminderten Herz-Zeit-Volumens vorliegen (Tab. 4). Klinische Befunde wie Fieber, Auffälligkeiten im Bereich der Generatortasche und/oder des Elektrodensystems sind relativ leicht zu erheben, ebenso wie „Zuckungen" an der Elektroden-Insertionsstelle als Zeichen fehlerhafter Elektrodenfunktion. Ein Oberflächen-Elektrokardiogramm sollte immer abgeleitet werden, weil es entscheidende Hinweise über vorliegende Rhythmusstörungen gibt (Differentialdiagnose von Vorhofflimmern mit schneller Überleitung, andere supraventrikuläre Arrhythmien, ventrikuläre Tachykardien). Speziell notwendige diagnostische Verfahren wie telemetrische Abfrage des ICD-Systems und andere technische Untersuchungen sind bei den meisten Patienten im Notfall nicht möglich und können erst nach Transport des Patienten in eine Klinik mit entsprechender Ausstattung durchgeführt werden. Notfallsituationen des ICD-Patienten sind häufig nicht nur durch Rhythmusstörungen bedingt, sondern auch durch andere Erkrankungen und sollen daher an dieser Stelle ebenfalls besprochen werden. Sie können durch „echte" Komplikationen hervorgerufen werden, die durch Fehler von Generator und/ oder Elektrodensystem hervorgerufen werden (Infektionen, Hämatome, Störungen von ICD-Generator und/ oder Elektrodensystem), mit einer erhöhten Morbidität und Letalität des ICD-Patienten verbunden sind und rasche gezielte diagnostische Maßnahmen und schnelle, gut überlegte therapeutische Interventionen erfordern. „Inadäquate" Entladungen des ICD-Systems sind meistens eher durch die Grunderkrankung bedingt, für den Patienten (und die Angehörigen) belästigend, in der Regel aber nicht gefährlich. Diese Notfallsituationen werden als „unerwünschte Befunde" bei ICD-Patienten gesondert besprochen.

Infektionen

Häufigkeit und Diagnostik. Infektionen im Bereich der Generatortasche und/oder des Elektrodensystems sind schwerwiegende Komplikationen, die mit einer Häufigkeit von 2–7% beobachtet werden (6, 58). Der Verdacht einer Infektion des Defibrillatorsystems ergibt sich bei Entzündungszeichen im Bereich der Haut über der Generatortasche oder bei Hinweisen auf eine allgemeine Infektion (Abb. 7). Bei der Mehrzahl der Patienten erlauben bereits klinische und laborchemische Befunde die Diagnose einer Infektion. Blutkulturen und/oder lokale bakteriologische Abstriche sind für die Identifikation der Keime und damit für die antibiotische Differentialtherapie unbedingt notwendig (Tab. 4). Röntgenologische Befunde einer Thoraxübersichtsaufnahme mit Änderung der Elektrodenpositionen, „crumpling" der Flächenelektroden oder computertomographisch fassbare Befunde wie Flüssigkeitsansammlungen, Abszessbildungen oder drohende Perforation im Bereich der Flächenelektroden und/oder der Generatortasche sind hilfreiche Verfahren, die wichtige Anhaltspunkte für das Ausmaß einer Infektion geben können, in der Notfallsituation „vor Ort" aber nicht zur Verfügung stehen, sondern erst in der Klinik durchgeführt werden können (24).

Therapie. Prinzipiell stehen bei Infektionen verschiedene therapeutische Verfahren zur Verfügung: Die konservativ antibiotische Behandlung, die Entfernung des Generators und die Revision des gesamten Elektrodensystems (6). Die Wahl des therapeutischen Verfahrens wird vor allem von der Schwere der Infektion bestimmt. Obgleich in vereinzelten Fällen über den Erfolg einer antibiotischen Therapie bei Patienten nach Infektionen des ICD-Systems berichtet wurde, sehen die meisten Autoren diese Art der Behandlung als ungeeignet an (2). Es wird vielmehr empfohlen, bei floriden Zeichen einer Infektion das gesamte ICD-System (Elektrodensystem und Generator) *unverzüglich* zu entfernen und nach einer antibiotischen Behandlung und ohne Infektzeichen ein neues Defibrillatorsystem nach etwa 4–6 Wochen zu implantieren (58), (Tab. 5).

Hämatome

Häufigkeit und Diagnostik. Hämatome sind im Bereich der Generatortasche und/oder einer subkutan implantierten Flächenelektrode relativ selten und werden mit einer Häufigkeit von 2–5% beobachtet (44). Die überwiegende Zahl von Hämatomen ($\approx 90\%$) tritt während der sta-

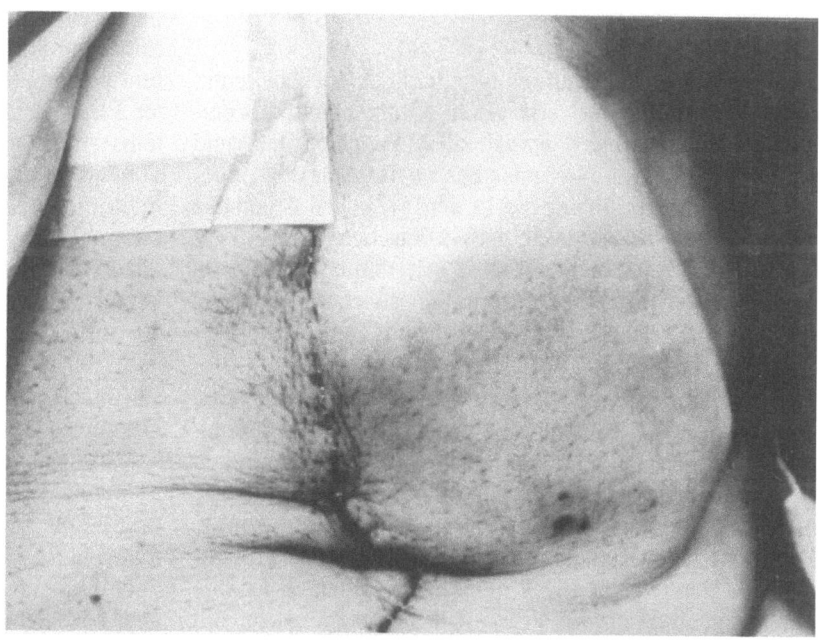

Abb. 7 ICD-Tascheninfektion mit drohender Perforation bei einem Patienten nach ICD-Implantation. Deutlich erkennbare Wundheilungsstörungen mit auffälligen Hautbefunden

Tab. 5 Therapeutisches Vorgehen bei Patienten mit Komplikationen nach ICD-Implantation

Infektionen
Keine Punktion von Generatortasche oder Tasche der Flächenelektrode
Keine lokale Therapie mit Gazestreifen oder Antibiotika
Entfernung von Generator und Elektrodensystem
Intravenöse Antibiotika-Therapie nur als adjuvante Maßnahme
Reimplantation eines ICD-Systems 4–6 Wochen nach Ausheilung der Infektion

Hämatome
Kompressionsverband (?)
Ausräumung des Hämatoms mit Revision von Generatortasche oder Tasche der subkutanen Flächenelektrode
Keine Punktion (Keimeinschleppung, Infektionsgefahr)

Nahtdehiszenz
Sofortige operative Revision der Generatortasche mit Sekundärnaht (Vermeidung einer Infektion)

Komplikationen des Elektrodensystems
Umgehende operative Revision des Elektrodensystems
Operative Revision bei Adapterproblemen (meistens lockere Steckverbindung)

Inadäquate Entladungen bei supraventrikulären Arrhythmien
Verlangsamung der atrioventrikulären Überleitung
 – Digitalis, Verapamil, Betablocker
 – spezifische Antiarrhythmika
 – Katheterablation („His-Ablation")
Umprogrammierung des ICD-Systems (höhere Interventionsfrequenz)

Häufige adäquate Entladungen
Verbesserung der Herzinsuffizienztherapie
Antiischämische Behandlung (medikamentös, PTCA, ACB-Op)
Umprogrammierung des ICD-Systems
Antiarrhythmisch-medikamentöse Therapie:
 – spezifische Antiarrhythmika (Amiodaron, Sotalol)
 – Katheterablation

Abkürzungen: ACB-Op = aorto-koronare Bypass-Operation, PTCA = perkutane transluminale Koronarangioplastie

tionären Behandlung auf, es ist allerdings auch bekannt, dass sich Hämatome erst nach Klinikentlassung entwickeln können und dass sich diese Patienten aufgrund pathologischer Befunde, meistens im Bereich der Generatortasche, notfallmäßig vorstellen (42). Die Diagnose eines Hämatoms ist nach dem klinischen Bild relativ einfach: Es zeigt sich ein plötzlich und/oder langsam aufgetretenes Hämatom mit prall-elastischer Spannung im Bereich von Generatortasche und/oder subkutaner Flächenelektrode mit livider Verfärbung der Haut.

Therapie. Lokale Maßnahmen wie elastische Binde und/oder Auflegen eines Sandsacks sollten unverzüglich nach Diagnosestellung durchgeführt werden; sind sie nicht erfolgreich, ist eine operative Revision notwendig. Punktionen von Generatortasche und/oder von Hämatomen im Bereich der Flächenelektrode sollten *in keinem Fall* vorgenommen werden, um die Kontamination mit Keimen und konsekutiver Infektionen zu vermeiden.

Nahtdehiszenz

Häufigkeit und Diagnostik. Eine Nahtdehiszenz mit Serombildung wird ebenfalls nur in seltenen Fällen beobachtet, ist aber insofern wichtig, weil umgehende therapeutische Maßnahmen erforderlich sind, um eine sekundäre Infektion zu vermeiden. Patienten mit Nahtdehiszenz stellen sich häufig als Notfall vor, weil ein Klaffen der Wundränder über eine Distanz von etwa 0,5–3 cm auftritt und bei den meisten Patienten das Defibrillatorgehäuse bereits von außen sichtbar ist. Nach unseren eigenen Erfahrungen, treten Nahtdehiszenzen relativ früh postoperativ auf (Zeitintervall zwischen Operation und Nahtdehiszenz 5 ± 7 Tage, Spannbreite < 1–21 Tage), oft nach Entfernen der Fäden (42).

Therapie. Die Diagnose einer Nahtdehiszenz ist makroskopisch leicht zu stellen und erfordert immer eine *sofortige* operative Revision mit Sekundärnaht und Revision der Generatortasche. Ein Zuwarten ist nicht statthaft, da es die Gefahr einer sekundären Keimkontamination mit Sekundärinfektion in sich birgt.

Komplikationen des Elektrodensystems

Häufigkeit und Diagnostik. Probleme und Komplikationen des Elektrodensystems sind nicht selten und werden in 5–10% der Patienten beobachtet. Hinweise auf Störungen des Elektrodensystems ergeben sich aufgrund inadäquater Entladungen ohne Vorliegen klinischer Zeichen einer Tachyarrhythmie. In manchen Fällen kommt es zu Entladungen, die vom Patienten z.B. durch Lagewechsel und/oder Armbewegungen provoziert werden können (13). Bei diesen Notfällen handelt es sich vor allem um Dislokationen, Elektrodenbrüche und Isolationsdefekte (16, 38). Eher seltenere Komplikationen sind Störungen der Konnektion zwischen Elektrodensystem und Generator und eine Interaktion mehrerer implantierter Elektroden (35). Komplikationen des Elektrodensystems sind dadurch problematisch, dass diese Fehlfunktionen mit Störungen der Wahrnehmung von Arrhythmien einhergehen können und eine zuverlässige Terminierung von ventrikulären Tachyarrhythmien erschweren oder sogar unmöglich machen. *Dislokationen* sind vor allem bei transvenösen Elektrodensystemen zu beobachten und kommen in etwa 3–10% vor, meistens innerhalb der ersten 24–48 Stunden postoperativ, aber sie sind auch zu einem späteren Zeitpunkt möglich. Häufig kommt es zu einer Verlagerung der rechtsventrikulären Elektrode in den rechten Vorhof, verbunden mit der simultanen Wahrnehmung atrialer und ventrikulärer Elektrogramme (3). Andere Zeichen einer Dislokation sind inadäquate Entladungen und die Registrierung von hochfrequenten Störsignalen (43). Die Sicherung der Diagnose einer Sondendislokation ist durch eine Röntgenaufnahme der Thoraxorgane in der Regel einfach.

Elektrodenbrüche sind relativ selten und werden in etwa 1–5% beobachtet (49). Als Ursachen von Elektrodenbrüchen sind eine unsachgemäße Handhabung der Elektrode während der Implantation zu vermuten, eine Schlaufenbildung der Elektrode und/oder mehrfache Windungen im Bereich des Zuganges oder im Bereich der Generatortasche sowie in seltenen Fällen Fehler im Elektroden-Material. Elektrodenbrüche führen in der Regel zu inadäquaten ICD-Schocks, die Diagnose kann oft radiologisch bestätigt werden (24). Fehl-Entladungen bei *Isolationsdefekten* können häufig nur durch Provokationstests mit Bewegungen des Patienten nach vorn, nach hinten, zur Seite usw., Armbewegungen nach vorn, nach hinten, zur Seite und Registrierungen abnormer Befunde (hochfrequente Störsignale) nachgewiesen werden (Tab. 4). In einigen Fällen gehen Fehlwahrnehmungen mit „Muskel-Zuckungen" im Bereich des Elektrodenzuganges (Vena subclavia, Vena jugularis) einher und führen schnell zur richtigen Diagnose. Eine seltene Ursache inadäquater Entladungen kann durch fehlerhafte *Konnektionen* zwischen Elektrodensystem und Generator (z.B. lose Steckverbindungen) bedingt sein. Hinweise auf fehlerhafte Konnektionen von Generator und Elektrodensystem ergeben sich beim Auftreten von ICD-Entladungen, die durch Lagewechsel (sitzende in liegende Position, Vornüberneigen des Oberkörpers usw.) provoziert werden können. Neben klinischen Hinweisen mit Provokation von Entladungen führt das gleichzeitige Aufzeichnen pathologischer intrakardialer EKG-Befunde während solcher Manöver schnell zur richtigen Diagnose.

Therapie. Die Behandlung besteht bei Sondendislokationen in der Neuplatzierung der Elektrode, bei Elektrodenbrüchen und/oder Isolationsdefekten in einer Neuimplantation einer transvenösen Elektrode, medikamentöse Maßnahmen sind völlig sinnlos und gefährlich (Tab. 5). In jedem Fall sollte versucht werden, die defekte Elektrode zu entfernen, da Interaktionen zwischen zwei Elektrodensystemen möglich sind und zu inadäquaten ICD-Entladungen führen können (35). Auch bei Störungen der Konnektion zwischen ICD-Generator und Elektrodensystem muss unverzüglich die operative Revision durchgeführt werden. Vorübergehend kann es bei häufigen ICD-Entladungen in der Notfallsituation notwendig sein, das Defibrillatorsystem zu inaktivieren, um dem Patienten die z.T. schmerzhaften und lästigen ICD-Entladungen zu ersparen und um „in Ruhe" die richtige Diagnose zu stellen. Es ist selbstverständlich, dass der Patient während des Transportes oder während der Wartezeit bis zur Elektrodenneuplazierung oder Elektrodenrevision entsprechend überwacht werden muss (Überwachungsstation, Intensivstation, Telemetrie).

Inadäquate oder häufige adäquate ICD-Entladungen

Notfallsituationen können sich beim Defibrillatorpatienten auch dann ergeben, wenn häufige inadäquate Entladungen bei tachykarden supraventrikulären Rhythmusstörungen beobachtet werden, häufige adäquate ICD-Therapien erfolgen oder der Defibrillator nicht in der Lage ist, ventrikuläre Tachyarrhythmien zu terminieren und es zu einem Herz-Kreislauf-Stillstand kommt, der Reanimationsmaßnahmen erfordert. Diese Notfallsituationen werden meistens nicht durch Fehlfunktionen des ICD-Systems hervorgerufen, sondern sind in der Regel durch Grunderkrankung und linksventrikuläre Pumpfunktion bedingt und/oder werden durch antiarrhythmisch medikamentöse Polypragmasie verursacht oder unterhalten.

Inadäquate ICD-Entladungen

Häufigkeit und Diagnostik. Inadäquate Entladungen eines Defibrillator-Systems sind nicht selten und die Gesamtinzidenz beträgt etwa 10–40% (10, 51). Ursachen inadäquater Entladungen ist meistens Vorhofflimmern mit schneller atrioventrikulärer Überleitung, sowie die bereits beschriebenen Fehlfunktionen des Elektrodensystems (Abb. 8). Die Abgabe inadäquater und oft mehrfacher Entladungen des Defibrillators führt in der Regel zu einer enormen Beeinträchtigung des Patienten, sodass eine unverzügliche Klärung und Beseitigung der Ursache fehlerhafter ICD-Therapien notwendig ist. Die Patienten sind durch die mitunter sehr häufigen Entladungen nicht nur belastet, sondern durch das fehlerhafte ICD-System unter Umständen auch gefährdet. Der Verdacht supraventrikulärer Tachyarrhythmien als Ursache inadäquater ICD-Entladungen ergibt sich häufig schon aus der Anamnese, da die Patienten oft mehrere konsekutive Schocks ohne Zeichen einer hämodynamischen Beeinträchtigung bekommen. Die Diagnose ist in der Regel aus dem 12-Kanal-Oberflächen-EKG möglich, leicht zu stellen und in den meisten Fällen ist Vorhofflimmern mit einer Inzidenz von 20–30% als zugrunde liegende Rhythmusstörung zu diagnostizieren (19, 22). Sinustachykardien werden meistens durch körperliche Belastungen hervorgerufen und führen zur Abgabe einer oder mehrerer ICD-Entladungen, wenn die Herzfrequenz oberhalb der programmierten Interventionsfrequenz des Defibrillators liegt. Die Häufigkeit inadäquater Entladungen durch Sinustachykardien beträgt bis zu 50% (28). Andere mögliche Ursachen inadäquater Entladungen sind AV-Knoten-Reentry-Tachykardien, paroxysmale atriale Tachykardien, oder Tachykardien beim Vorliegen akzessorischer Leitungsbahnen, die aber bei ICD-Patienten nur selten beobachtet werden.

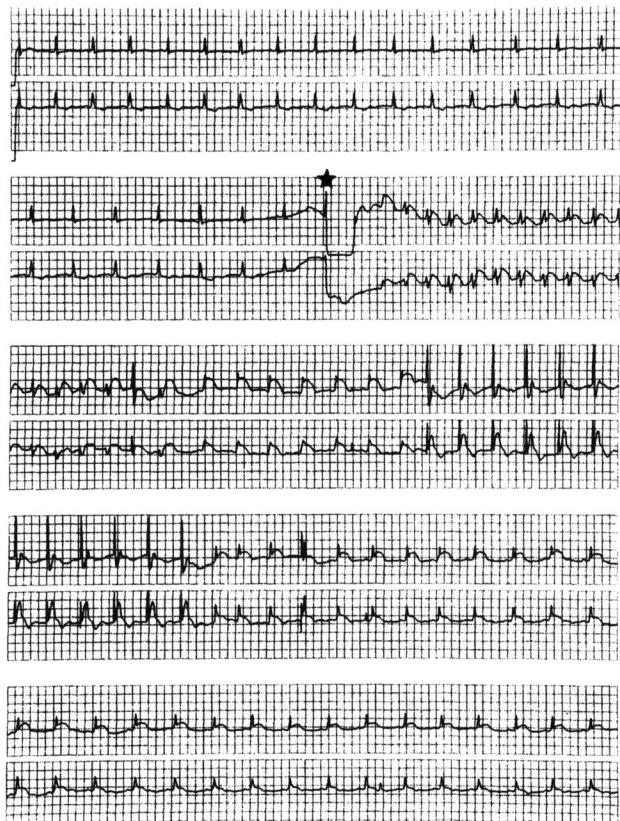

Abb. 8 Ausschnitt aus dem LZ-EKG eines Patienten mit rezidivierenden Schockabgaben ohne bemerkte Herzrhythmusstörungen oder Synkopen. Bei normfrequentem Sinusrhythmus kommt es zu einer Schockabgabe (*) aufgrund eines Oversensings der Defi-Elektrode. Auffällig sind nach der Schockabgabe deutliche ST-Strecken-Hebungen

Therapie. Die Notfalltherapie besteht bei inadäquaten Entladungen, hervorgerufen durch supraventrikuläre Tachyarrhythmien, zunächst einmal in einer Verlangsamung der atrioventrikulären Überleitung durch Digitalis (0,5 mg Digoxin i.v., weitere 0,25 mg nach 30 min i.v.), und/oder Calciumantagonisten vom Verapamiltyp (5–10 mg i.v.), in seltenen Fällen können aber auch Betablocker (Propranolol [1–5 mg i.v., Dauertherapie 10–120 mg pro Tag per os], Esmolol [0,5 mg/kg über 1 min i.v., Dauerinfusion 0,05–0,2 mg/kg/min i.v.]) notwendig sein (Abb. 10). Bei einigen Patienten, bei denen die atrioventrikuläre Überleitung nur schwer zu beeinflussen ist und die trotz medikamentöser Behandlung weiterhin mehrfache ICD-Entladungen haben, kann vorübergehend die Inaktivierung des Defibrillators notwendig werden (Tab. 5). Ein solches Vorgehen setzt aber eine kontinuierliche Monitorüberwachung voraus und erfordert sofortige Defibrillationsmaßnahmen bei Eintreten einer ventrikulären Tachyarrhythmie.

Häufige adäquate ICD-Entladungen

Häufigkeit und Diagnostik. Häufige adäquate Entladungen des Defibrillator-Systems werden nach eigenen Erfahrungen besonders bei Patienten im Endstadium einer Herzerkrankung beobachtet, oft viele Jahre nach einer ICD-Implantation mit relativ unauffälligem Verlauf (45). Ursachen plötzlicher, häufiger Entladungen sind oft eine Progression der Grunderkrankung mit weiterer Einschränkung einer schon initial erniedrigten linksventrikulären Pumpfunktion und/oder einer Progression der bestehenden Koronarsklerose. Der Notarzt findet dann einen ICD-Patienten vor, bei dem in kurzen Abständen wiederholte Phasen ventrikulärer Tachyarrhythmien auftreten und mehrere ICD-Entladungen erfolgen. Die Diagnose adäquater ICD-Therapien ist durch Nachweis typischer klinischer Symptome und Monitor- oder EKG-Registrierungen relativ einfach (Abb. 9).

Therapie. Die Behandlung vielfacher adäquater ICD-Entladungen ist häufig schwierig und im Notfall steht zunächst die sofortige Terminierung dieser Arrhythmien ganz im Vordergrund der Bemühungen. Anzustreben ist in jedem Fall eine hämodynamische Stabilisierung und ein schneller Transport in die nächste Klinik. Eine spezifische antiarrhythmisch-medikamentöse Therapie sollte nur zurückhaltend und mit großer Vorsicht erfolgen, da sie zu einer Verschlechterung der „elektrischen" Situation führen und das Auftreten von Tachykardien/Tachyarrhythmien in einer „unaufhörlichen" Form durch Proarrhythmie begünstigen kann. Im weiteren Verlauf steht die Behandlung der Herzinsuffizienz mit ACE-Hemmern, Betablockern, Nitraten usw. im Vordergrund. Sind häufige adäquate Entladungen durch konsequente Herzinsuffizienztherapie und Absetzen von Antiarrhythmika nicht wesentlich zu beeinflussen, ist eine antiarrhythmisch-medikamentöse Therapie nicht zu vermeiden, birgt aber die Gefahr proarrhythmischer Effekte in sich und erfordert engmaschige Kontrollen des Patienten. Bestehen trotz additiver Antiarrhythmika-Therapie weiterhin häufige adäquate ICD-Entladungen, ist die Katheterablation eine Methode, die ebenso wie bei „unaufhörlichen" Tachykardien anderer Ursachen, als alternatives Verfahren herangezogen werden kann (41). Für Patienten mit extrem schlechter linksventrikulärer Pumpfunktion und sehr häufigen Entladungen, ist die Herztransplantation in Erwägung zu ziehen, wenn nicht entsprechende Kontraindikationen vorliegen (45).

Fehlende Defibrillatorfunktion

Häufigkeit und Diagnostik. In seltenen Fällen wird ein ICD-Patient mit ventrikulären Tachyarrhythmien in Klinik oder Notaufnahme eingeliefert oder außerhalb solcher Institutionen reanimationspflichtig, ohne dass das

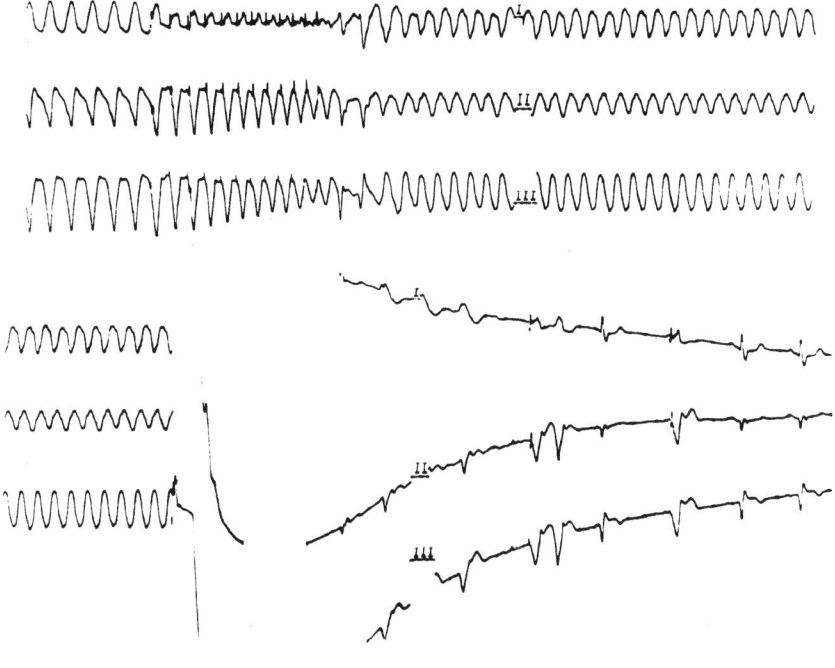

Abb. 9 Oberflächen-EKG eines Patienten mit ICD und wiederholten Schockabgaben im Rahmen einer kardialen Dekompensation. Es zeigt sich hier eine schnelle ventrikuläre Tachykardie, die nicht durch das „antitachykarde Pacing" (Stimulationsspikes) sondern erst durch eine Schockabgabe des ICD's terminiert werden konnte. Darstellung der Extremitäten – EKG-Ableitungen I, II, III

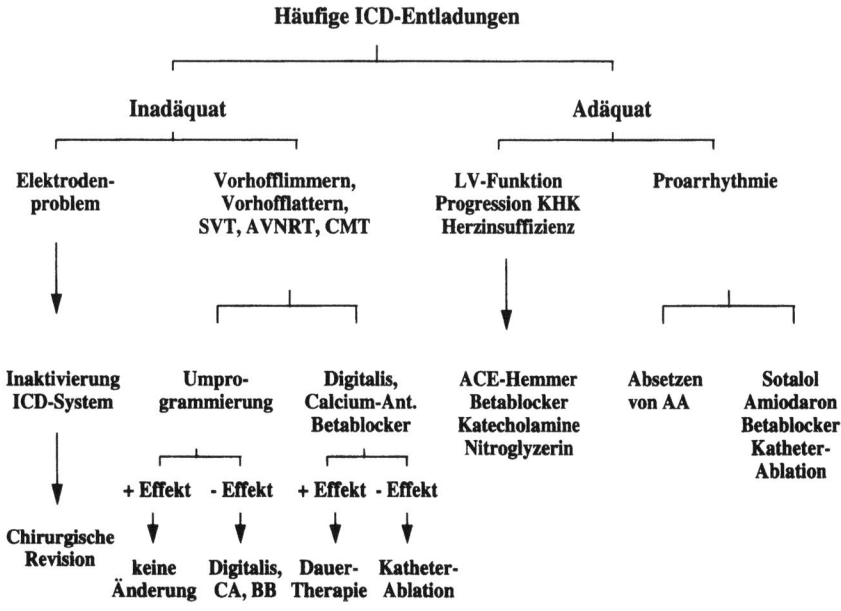

Abb. 10 Differentialdiagnostisches und -therapeutisches Konzept bei häufigen inadäquaten oder adäquaten ICD-Entladungen bei Patienten mit implantierbarem Cardioverter/Defibrillator (ICD)

Defibrillatorsystem in irgendeiner Weise „reagiert" (27). Das Vorliegen einer ventrikulären tachykarden Rhythmusstörung, die vom ICD nicht terminiert wurde, demaskiert sich durch einen schnellen oder nicht messbaren Puls, verbunden mit einem niedrigen oder nicht messbaren Blutdruck. Das klinische Bild zeigt meistens hochgradig verängstigte Patienten, die dyspnoisch, kaltschweißig oder bewusstseinsgestört sind oder aber bei denen bereits eine Bewusstlosigkeit mit Reanimationssituation vorliegt. Ursachen einer fehlenden ICD-Funktion können in einem defekten oder leeren ICD-Aggregat liegen, in einer fehlerhaften Konnektion zwischen Generator und Elektrodensystem, einer bereits stattgehabten Sequenz von ICD-Entladungen bei weiter persistierender ventrikulärer Rhythmusstörung oder einer programmierten Interventionsfrequenz („cutoff-rate") des Defibrillatorsystems, die oberhalb der vorliegenden Tachykardie liegt, so dass eine ventrikuläre Tachykardie ohne ICD-Intervention bleibt und zu einem Pumpversagen durch reduziertes Herz-Zeit-Volumen führen kann (32).

Therapie. Die Notfallbehandlung sollte bei Patienten in einer hämodynamisch instabilen Situation so durchgeführt werden, dass Wiederbelebungsmaßnahmen ohne Rücksicht darauf eingeleitet werden sollten, ob der Defibrillator regelrecht funktioniert oder nicht. Hämodynamisch bedeutsame ventrikuläre Tachykardien, Kammerflattern oder Kammerflimmern sollten durch externe Defibrillation terminiert werden, wobei die Position der externen Defibrillator-Flächenelektroden so gewählt werden sollte, dass sie nicht über dem Generator liegen. In jedem Fall ist nach Stabilisation und Erstversorgung des Patienten eine rasche Überprüfung des ICD-Systems in einer entsprechend ausgestatteten Institution notwendig, um die Ursachen der nicht erfolgten ICD-Intervention zu klären und um zu überprüfen, ob durch eine (möglicherweise) externe Defibrillation Schaden am ICD-Generator entstanden ist (44, 49).

Nicht kardial bedingte Notfallsituationen des Defibrillatorpatienten

Häufigkeit und Diagnostik. Eine besonders schwierige Situation liegt vor, wenn sich ein Defibrillatorpatient in einer nicht kardial bedingten Notfallsituation befindet (z. B. akutes Abdomen, Traumata), ein operativer Eingriff notwendig ist und kein in der ICD-Therapie erfahrener Kollege hinzugezogen werden kann (52). Unter solchen Bedingungen ist eine gute Planung des Operationsablaufes und vor allem eine sorgfältige Überwachung des ICD-Patienten während einer Operation und postoperativ besonders wichtig.

Therapie. Bei OP-Beginn sollte ein Magnet über dem ICD-Aggregat aufgelegt werden, der in der Regel die Defibrillatorfunktion inhibiert. In jedem Fall sollten Flächenelektroden zur externen Defibrillation aufgeklebt werden, um ventrikuläre Tachyarrhythmien im Bedarfsfall sofort und sicher terminieren zu können. Es ist selbstverständlich, dass die Überwachung der Herz-Kreislauf-Funktion und des Herzrhythmus durch kontinuierliches Monitoring unerlässlich ist, um hämodynamische Veränderungen zu erfassen und/oder Herzrhythmusstörungen sofort zu erkennen. Es ist darüberhinaus wichtig zu bedenken, dass Diathermiegeräte bei „aktivem" ICD-Gerät schnelle ventrikuläre Tachyarrhythmien vortäuschen können und konsekutive ICD-Entladungen triggern, sodass hier entsprechende Vorsichtsmaßnahmen getroffen werden müssen. Nach erfolgter Operation ist sicherzustellen, dass der Defibrillator wieder aktiviert ist, der aufgebrachte Magnet muss entfernt oder das Gerät auf „An" programmiert werden (Tab. 6). Es ist ratsam, solange der Patient unter Intensivbedingungen überwacht wird, das ICD-Aggregat erneut abzufragen,

Tab. 6 Maßnahmen zur Inaktivierung und Aktivierung von ICD-Systemen

Hersteller	Inaktivierung	Aktivierung
Angeion	Temporäre Inhibierung durch Magnetauflage Inaktiv für Dauer der Magnetauflage Funktion kann bei allen Geräten auf „Aus" programmiert werden	Entfernung des Magneten
Biotronik	Temporäre Inhibierung durch Magnetauflage	Entfernung des Magneten
Ela	Temporäre Inhibierung durch Magnetauflage	Entfernung des Magneten
Guidant	Temporäre Inhibierung durch Magnetauflage Inaktiv für Dauer der Magnetauflage	Entfernung des Magneten Funktionskontrolle erforderlich
	Bei Mini III und AV-ICDs kann Magnetfunktion auf „Aus" programmiert werden	
Intermedics	Temporäre Inhibierung durch Magnetauflage	Entfernung des Magneten
Medtronic	Temporäre Inhibierung durch Magnetauflage Inaktiv für Dauer der Magnetauflage Funktion kann bei allen Geräten auf „Aus" programmiert werden	Entfernung des Magneten
Ventritex	Temporäre Inhibierung durch Magnetauflage Inaktiv für Dauer der Magnetauflage Funktion kann bei allen Geräten auf „Aus" programmiert werden	Entfernung des Magneten

die Programmierung zu überprüfen, um eine optimale Therapieoption zu gewährleisten (49).

Schlussfolgerungen

Die häufigsten Herzrhythmusstörungen bei Patienten mit implantiertem Schrittmacher, die einer Notfalltherapie bedürfen, sind ineffektive Stimulationen bzw. Stimulationsausfälle der ventrikulären Elektrode. Eine Magnetauflage sollte primär aus diagnostischen und therapeutischen Gründen erfolgen. Während ein Oversensing durch Magnetauflage temporär aufgehoben werden kann, zeigt sich bei einem Exit-Block kein therapeutischer Nutzen, und es sollte als Akuttherapie eine medikamentöse Steigerung der Herzfrequenz (Atropin, Orciprenalin) erfolgen. Eine Schrittmacherkontrolle sollte in jedem Fall umgehend erfolgen. Ein implantierter Schrittmacher stellt auf gar keinen Fall eine Kontraindikation zur externen Defibrillation dar. Bei der Platzierung der Defi-Elektroden sollte allerdings ein möglichst großer Abstand zum Schrittmacher bewahrt werden, um das Aggregat nicht zu zerstören.

Bei Patienten mit implantierbaren Cardioverter/Defibrillator ist nach den vorliegenden Ergebnissen mit der notfallmäßigen Vorstellung aufgrund von inadäquaten Entladungen durch tachykardes Vorhofflimmern zu rechnen, aber auch der Anteil von Patienten mit Komplikationen des Elektrodensystems ist nicht unerheblich und wird möglicherweise in den kommenden Jahren bei steigenden Implantationszahlen noch zunehmen. Die sicher am schwierigsten zu behandelnde Notfallsituation liegt bei Patienten mit sehr häufigen oder „unaufhörlichen" Tachyarrhythmien und bei schlechter linksventrikulärer Funktion vor. Hier ist vor einer antiarrhythmischen Polypragmasie in jedem Fall eine Verbesserung der myokardialen Funktion anzustreben. Die Betreuung von Notfällen nach ICD-Implantation erfordert vor allem ein rasches und gezieltes diagnostisches und therapeutisches Vorgehen, um weitere Entladungen und vor allem die Gefährdung eines Patienten zu vermeiden. Neben auffälligen klinischen Befunden sind nur relativ wenige technische Untersuchungen notwendig, um die Ursachen von ICD-Notfällen abzuklären. Die Therapie sollte nach Klärung der Ursache umgehend und gezielt durchgeführt werden, und erfordert eine gute Kooperation von Hausarzt, Klinik und Implantationszentrum.

Literatur

1. Aldrete J, Brown C, Daily J, Buerke V (1995) Pacemaker malfunction due to microcurrent injection from a bioimpedance noninvasive cardiac output monitor. J Clin Monit 11:131–133
2. Almassi GH, Olinger GN, Troup PJ, Goodman LR (1988) Delayed infection in the automatic implantable cardioverter defibrillator. J Thorac Cardiovasc Surg 95:908–911
3. Almeida HF, Buckingham TA (1993) Inappropriate implantable cardioverter defibrillator shocks secondary to sensing lead failure: utility of stored electrograms. PACE 16:407–411
4. Atlee JL (1996) Management of patients with pacemakers or ICD devices. In: Atlee JL (Hrsg) Arrhythmias and pacemakers. WB Saunders Company, Philadelphia
5. Baas L, Beery T, Hickey C (1997) Care and safety of pacemaker electrodes in intensive care and telemetry nursing units. Am J Crit Care 6:302–311
6. Bakker PFA, Hauer RNW, Wever EFD (1992) Infections involving implanted cardioverter defibrillator devices. PACE 15:546–548
7. Barold SS, Falkoff MD, Ong LS (1983) Diaphragmatic myopotential inhibition in multiprogrammable unipolar and bipolar pulse generators. In: Steinbach K (Hrsg) Cardiac Pacing. Steinkopff, Darmstadt, S 537
8. Berge PG, Winter UJ, Dünnebacke M, Deutsch HJ (1994) Schrittmacherinfektionen aus der Sicht des Klinikers: Literaturübersicht und eigene Erfahrungen. In: Winter UJ, Zegelman M (Hrsg) Herzschrittmacher- und Defibrillator-Infektionen. Thieme, Stuttgart, S 20
9. Bernstein AD, Pearsonnet V (1992) Survey of cardiac pacing in the United States in 1989. Am J Cardiol 69:331
10. Block M, Breithardt G (1995) Long-term follow-up and clinical results of implantable cardioverter-defibrillators. In: Zipes DP, Jalife J (Hrsg) Cardiac electrophysiology. WB Saunders Company, Philadelphia, S 1412–1425
11. Bohlscheid V, Kronski D, Doering W (1999) Schrittmachernotfälle: Achillesferse des Notarztes? Der Notarzt 15:1–8
12. Borum S, Gloyna D, Reiter C, Brock B, McLeskey C (1995) Emergency transesophageal atrial pacing in a patient with a severed pacemaker lead wire. Anesth Analg 81:638–640
13. Brachmann J, Sterns LD, Hilbel T, Schoels W, Beyer T, Mehmanesh H, Hagl S, Kübler W (1994) Acute efficacy and chronic follow-up of patients with non-thoracotomy third generation implantable defibrillators. PACE 17:499–505
14. Brandes A, Bethge K, Gonska B, Diederich K (1996) Transitorische Schrittmacherfehlfunktionen und spontane Arrhythmien bei symptomatischen und asymptomatischen Patienten mit Kammerbedarfsschrittmachern. Z Kardiol 85:237–247
15. Broadley A (2000) The diagnostic dilemma of pseudopacemaker spikes. PACE 23:286–288. Das G, Staffanson D (1997) Selective dysfunction of ventricular electrode-endocardial junction following DC cardioversion in a patient with a dual chamber pacemaker. PACE 20:364–365
16. Epstein AE, Shepard RB (1993) Failure of one conductor in a nonthoracotomy implantable defibrillator lead causing inappropriate sensing and potentially ineffective shock delivery. PACE 16:796–800
17. Glikson M, Trusty J, Grice S, Hayes D, Hammill S, Stanton M (1998) Importance of pacemaker noise reversion as a potential mechanism of pacemaker-ICD interactions. PACE 21:1111–1121
18. Goldschlager N, Ludmer P, Creamer C (1995) Follow-up of the paced outpatient. In: Ellenbogen KA, Kay GN, Wilkoff BL (Hrsg) Clinical cardiac pacing. WB Saunders Company, Philadelphia, S 780

19. Grimm W, Flores BF, Marchlinski FE (1993) Complications of implantable cardioverter defibrillator therapy: follow-up of 241 patients. PACE 16:218–222
20. Irnich W, Batz L (1994) Schrittmacherinfektionen aus Sicht des Zentralregisters Herzschrittmacher. In: Winter UJ, Zegelman M (Hrsg) Herzschrittmacher- und Defibrillator-Infektionen. Thieme, Stuttgart S 14
21. Irnich W (1999) Herzschrittmacherpatienten unter Hochspannungsleitungen. Herzschr Elektrophys 10:164–169
22. Kelly PA, Mann DE, Reiter MJ, Harken AH (1995) Atrial fibrillation after implantable cardioverter defibrillator implantation. PACE 18:379–385
23. Lemke B, Fischer W, Schulten HK (1996) Richtlinien zur Herzschrittmachertherapie: Indikationen, Systemwahl, Nachsorge. Z Kardiol 85:611–628
24. Leppert A, Nolte C, Trappe HJ, Galanski M (1992) Röntgenologisches Erscheinungsbild und Beurteilungskriterien von automatischen, implantierbaren Cardioverter-Defibrillatorsystemen. Radiologe 32:541–545
25. Levine P (1997) Selective dysfunction of ventricular electrode-endocardial junction following DC cardioversion in a patient with a dual chamber pacemaker. PACE 20:2289–2290
26. Markewitz A, Erdmann E, Weinhold C (1990) Schrittmacher-Infektionen und ihre Behandlung. Herzschrittmacher 10:27
27. Markewitz A, Werdan K (1995) Der Patient mit Herzschrittmacher, implantierbarem Cardioverter/Defibrillator oder künstlichen Herzklappen. In: Madler C, Jauch KW, Werdan K (Hrsg) Das NAW-Buch. Urban & Schwarzenberg, München, S 472–483
28. Mattke S, Dorwarth U, Müller D, Hoffmann E, Markewitz A, Kaulbach H, Schmockel M, Steinbeck G (1994) Inadäquate Therapieabgaben implantierbarer Kardioverter/ Defibrillatoren: Ursachen, Therapie, Prävention. Z Kardiol 83:359–365
29. McEneaney D, Cochrane D, Anderson J, Adgey A (1997) Ventricular pacing with a novel gastroesophageal electrode: a comparison with external pacing. Am Heart J 133:674–680
30. Monsieurs K, Conraads V, Goethals M, Snoeck J, Bossaert L (1995) Semi-automatic external debrillation and implanted cardiac pacemakers: understanding the interactions during resuscitation. Resuscitation 30:127–131
31. Nanthakumar K, Dorian P, Ham M, Lam P, Lau C, Nishimura S, Newman D (1998) When pacemakers fail: an analysis of clinical presentation and risk in 120 patients with failed devices. PACE 21:87–93
32. Nisam S, Fogoros RN (1994) Troubleshooting of patients with implantable cardioverter-defibrillators. In: Singer I (Hrsg) Implantable Cardioverter Defibrillator. Futura Publishing Company, Mount Kisco, New York, S 433–455
33. Nowak B, Voigtländer T, Meyer J (1999) Single-lead VDD-Systeme: Eine Alternative zu DDD-Systemen bei Patienten mit AV-Block. Herzschr Elektrophys 10:154–163
34. Peters RW, Gold MR (2000) Pacing for patients with congestive heart failure and dilated cardiomyopathy. In: Ellenbogen KA (Hrsg) Cardiology clinics. WB Saunders Company, Philadelphia, S 55–66
35. Pfitzner P, Trappe HJ (1998) Sensing failure in an implantable cardioverter defibrillator: management of patients with insulation breaks in nonthoracotomy defibrillation lead systems. PACE 21:764–768
36. Sabin N (1996) Ventricular fibrillation with background pacing masquerading as pulseless electrical activity. Acad Emerg Med 3:645–646
37. Santucci PA, Mitra RL (1997) Ventricular output failure in a DDD permanent pacemaker associated with increased atrial output. PACE 20:2860–2863
38. Tedder M, Anstadt MP, Tadder SD, Revishvili AS, Hedge SS, Lowe JE (1993) Sensing lead fractures following implantable cardioverter-defibrillator placement. Asaio 39:711–714
39. The Cardiac Arrhythmia Suppression Trial Investigators (1989) Preliminary report: effect of encainide and flecainide on mortality in a randomized trial of arrhythmia suppression after myocardial infarction. N Engl J Med 321:406–412
40. The Cardiac Arrhythmia Suppression Trial II Investigators (1992). Effect of the antiarrhythmic agent moricizine on survival after myocardial infarction. N Engl J Med 327:227–233
41. Trappe HJ, Klein H, Wenzlaff P, Lichtlen PR (1992) Early and long-term results of catheter ablation in patients with incessant ventricular tachycardia. J Interven Cardiol 5:163–170
42. Trappe HJ, Klein H (1994) Clinical results with implantable cardioverter-defibrillator therapy. In: Singer I (Hrsg) Implantable Cardioverter Defibrillator. Futura Publishing Company, Mount Kisco, New York, S 487–505
43. Trappe HJ, Pfitzner P, Fieguth HG, Wenzlaff P, Kielblock B, Klein H (1994) Nonpharmacological therapy of ventricular tachyarrhythmias: observations in 554 patients. PACE 17:2172–2177
44. Trappe HJ, Wenzlaff P, Klein H, Pfitzner P, Fieguth HG, Kielblock B, Lichtlen PR (1995) 10 Jahre Therapie mit implantierbaren Defibrillatoren – eine Beobachtung bei 353 Patienten. Z Kardiol 84:222–231
45. Trappe HJ, Wenzlaff P (1995) Cardioverter defibrillator therapy as a bridge to heart transplantation. PACE 18:622–631
46. Trappe HJ, Pfitzner P, Gille K (1996) Notfälle und Komplikationen nach Schrittmacher-Implantation. Z Allg Med 72:163–171
47. Trappe HJ, Pfitzner P (1996) Indikationen zur Schrittmachertherapie. Z Allg Med 72:135–145
48. Trappe HJ, Pfitzner P (1996) Differentialtherapie bradykarder Rhythmusstörungen. Z Allg Med 72:146–154
49. Trappe HJ (1997) Defibrillator-Therapie 1997. Voraussetzungen – Ergebnisse – Perspektiven. Med Klinik 92: 415–420
50. Trappe HJ, Schuster HP (2000) Die Bedeutung von klinischen Befunden und Oberflächen-EKG für Diagnose und Therapie von Herzrhythmusstörungen. Intensivmed 37:561–572
51. Trappe HJ, Pfitzner P (1997) Häufigkeit von inadäquaten Therapien. In: Wietholt D, Ulbricht LJ, Gülker H (Hrsg) Implantierbare Kardioverter-Defibrillatoren. Thieme, Stuttgart New York, S 137–146
52. Ulbricht LJ, Emmerich K (1997) Defibrillatoren im Notfall- und Rettungsdienst. In: Wietholt D, Ulbricht LJ, Gülker H (Hrsg) Implantierbare Kardioverter-Defibrillatoren. Thieme, Stuttgart, S 189–196
53. Veitch A, Fairclough P (1998) Endoscopic diathermy in patients with cardiac pacemakers. Endoscopy 30: 544–547
54. Wellens HJJ (1992) Pacing emergencies. In: Wellens HJJ, Conover MB (Hrsg) The ECG in emergency decision making. WB Saunders Company, Philadelphia S 177–188
55. Wiegand U, Bode F, Schneider R, Brandes A, Haase H, Katus H, Potratz J (1999) Diagnosis of atrial undersensing in dual chamber pacemakers: impact of autodiagnostic features. PACE 22:894–902
56. Wiegand U, Bode F, Peters W, Haase H, Bonnemeier H, Katus H, Potratz J (2000) Efficacy and safety of bipolar sensing with high atrial sensitivity in dual chamber pacemakers. PACE 23:427–433
57. Winter UJ, Zegelman M, Jansen B (1994) Aktuelle Aspekte bei der Prävention, Diagnostik und Therapie von Schrittmacherinfektionen. In: Winter UJ, Zegelman M (Hrsg) Herzschrittmacher- und Defibrillator-Infektionen. Thieme, Stuttgart, S 1
58. Wunderly D, Maloney J, Edel T, McHenry M, McCarthy PM (1990) Infections in implantanble cardioverter defibrillator patients. PACE 13:1360–1364

Richtlinien für die Durchführung der nichtinvasiven Diagnostik von Rhythmusstörungen

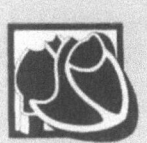

herausgegeben vom Vorstand der Deutschen Gesellschaft für Kardiologie
– Herz- und Kreislaufforschung
bearbeitet im Auftrag der Kommission für Klinische Kardiologie
von M. Block, M. Borggrefe, L. Goedel-Meinen, S. H. Hohnloser, W. Jung,
D. Kalusche, K. H. Kuck, T. Meinertz, M. Oeff, H. Pitschner

Vorbemerkungen

Bei der Diagnostik von Rhythmusstörungen spielt neben den invasiven Verfahren (siehe Richtlinien für die Durchführung invasiver elektrophysiologischer Untersuchungen der Deutschen Gesellschaft für Kardiologie – Herz- und Kreislaufforschung) die nichtinvasive Diagnostik eine wichtige Rolle. Diese nichtinvasive Diagnostik stützt sich heute vorwiegend auf vier Untersuchungsverfahren: Langzeit-Elektrokardiographie, die Untersuchung mit Hilfe sogenannter Event-Recorder, die Kipptischuntersuchung sowie die Durchführung pharmakologischer Testverfahren. Die hier von der Arbeitsgruppe Arrhythmie der Deutschen Gesellschaft für Kardiologie – Herz- und Kreislaufforschung vorgelegte Empfehlung zur Durchführung dieser nichtinvasiven Untersuchungsverfahren soll einen Überblick über die apparativen Voraussetzungen sowie die Indikation bei verschiedenen Arrhythmien bzw. Krankheitsbildern geben. Jedes Kapitel endet mit einer Empfehlung zur Indikation, wobei diese Empfehlungen entsprechend den Richtlinien zur Durchführung invasiver elektrophysiologischer Untersuchungen in drei Kategorien unterteilt werden:

A

Indikation, bei der weitgehender Konsens besteht;

B

Mögliche Indikation, bei der aber kein allgemeiner Konsens aufgrund des gegenwärtigen wissenschaftlichen Erkenntnisstandes besteht;

C

Keine Indikation.

Langzeit-Elektrokardiographie

I. Einleitung

Die Langzeit-Elektrokardiographie ist die klinisch bedeutendste Methode, Auffälligkeiten der elektrischen Aktivität des Herzens unter Alltagsbedingungen zu erfassen. Dies ist insbesondere dann wichtig, wenn Störungen der Erregungsbildung, -leitung oder auch der Repolarisation selten, z. B. während des Schlafes oder im Zusammenhang mit körperlicher oder emotionaler Belastung, auftreten. Die Aufzeichnung der elektrischen Aktivität des Herzens über mindestens 24 Stunden bietet darüber hinaus die Möglichkeit, Einflüsse des vegetativen Nervensystems auf die normale Schrittmachertätigkeit des Sinusknotens zu analysieren, was bei bestimmten Krankheitsbildern prognostische Aussagen ermöglicht. Für die Bestimmung der Herzfrequenzvariabilität werden neben der quantitativen Erfassung der RR-Intervalle und ihrer Darstellung als Verteilung („RR-Histogramm") zunehmend weitere mathematisch statistische Verfahren eingesetzt.

Die Erfahrungen mit der Langzeit-Elektrokardiographie reichen jetzt über einen Zeitraum von > 30 Jahren. Bei praktisch jedem kardialen Krankheitsbild, aber auch bei „Normalpersonen" jeder Altersgruppe wurden Langzeit-EKG-Untersuchungen durchgeführt (4, 6, 7, 8, 9, 10). Dies hat unser Wissen sowohl über das, was normal ist, als auch über das, was im Zusammenhang mit bestimmten kardialen Grunderkrankungen prognostische Relevanz besitzt, dermaßen erweitert, daß Indikationen zur Durchführung einer Langzeit-EKG-Untersuchung, die vor 10 Jahren bestanden, heute nicht mehr gesehen werden: insbesondere im Bereich der Risikostratifizierung bei Patienten nach Herzinfarkt oder im Zusammenhang mit Herzmuskelschädigungen anderer Ätiologie ist die quantitative und qualitative Analyse ventrikulärer Arrhythmien aus dem Langzeit-EKG nur noch ein Verfahren unter vielen, die Prognose des Patienten zu bestimmen. Unverändert hoch ist der Stellenwert der Langzeit-EKG-Untersuchung dort anzusetzen, wo es darum geht, eine möglicherweise auf Herzrhythmusstörungen beruhende Symptomatik des Patienten abzuklären.

II. Technische Voraussetzungen

Auf eine detaillierte Beschreibung der zur Verfügung stehenden Langzeit-EKG-Registriergeräte und eine Diskussion ihrer Vor- und Nachteile muß hier verzichtet werden. Folgende Voraussetzungen müssen jedoch generell erfüllt sein: simultane Aufzeichnung von mindestens zwei EKG-Kanälen, wobei die Registrierung in den meisten Fällen analog auf Band, in zunehmendem Maße jedoch auch nach Digitalisierung in einem Festkörperspeichermedium geschieht. Ein 24-Stunden-Totalausschrieb sollte möglich sein, auch wenn die Auswertung im Regelfall durch die Arrhythmieanalyseeinheit bzw. interaktiv durch den Befunder am Bildschirm geschieht (14). Unter Voraussetzung eines linearen Frequenzgangs von 0,1 bis 80 Hz bei einer Gesamtbreite von 0,05 bis 100 Hz können Langzeit-EKG-Systeme dazu benutzt werden, Ischämiebedingte ST-Strecken-Veränderungen bei Patienten mit vermuteter oder nachgewiesener koronarer Herzerkrankung zu dokumentieren (2, 3, 8, 9).

III. Indikationen

A. Abklärung von auf Herzrhythmusstörungen verdächtigen Symptomen

Eine Reihe von intermittierend auftretenden Symptomen können durch Herzrhythmusstörungen bedingt sein. Hierzu gehören in erster Linie anfallsartig auftretendes Herzrasen, Herzstolpern, Schwindelanfälle oder auch plötzliche Bewußtlosigkeit. Andere kardiale Symptome wie Angina pectoris oder Dyspnoe sind seltener auf Herzrhythmusstörungen zu beziehen und deswegen auch keine primäre Indikation zur Durchführung eines Langzeit-EKGs. Hauptziel der Untersuchung ist es, die subjektive Symptomatik des Patienten mit dem EKG bzw. dem Herzrhythmus zu korrelieren. Die Langzeit-EKG-Untersuchung wird also nur dann einen diagnostischen Nutzen bringen, wenn der Patient während der Registrierperiode symptomatisch ist. Die Dokumentation asymptomatischer Herzrhythmusstörungen wird dagegen nur in wenigen Fällen therapeutische Konsequenzen haben. Wie groß die Wahrscheinlichkeit des Auftretens von Symptomen während der Langzeit-EKG-Registrierung ist, hängt von der Anamnese des Patienten ab, die sorgfältig vor Indikationsstellung zur Untersuchung erhoben worden sein muß. So ist es z. B. wenig sinnvoll, bei einer typischen Anamnese paroxysmaler Tachykardien – Häufigkeit 4–5 Anfälle pro Jahr – eine Langzeit-EKG-Registrierung anzufertigen. Verfahren der Wahl zur Dokumentation sporadischer Arrhythmien sind der Event-Recorder oder die EKG-Übermittlung per Telefon. Eine Ausnahme hiervon ist bei dem Symptom „Synkope" zu machen, wo es zwar unwahrscheinlich ist, daß während der Registrierung ein zweites klinisches Ereignis auftritt, wo aber der Nachweis asymptomatischer Arrhythmien – z. B. Dokumentation von Pausen bei Sinusarrest oder auch ventrikulärer Salven – wegweisend für die weitere invasive Diagnostik (elektrophysiologische Untersuchung) sein kann.

Eine große Bedeutung kommt dem Langzeit-EKG in der Ausschlußdiagnostik bei unterschiedlichen Palpitationen zu. Die Aufzeichnung eines normalen Herzrhythmus bei Palpitationen ist für den betreuenden Arzt von großer klinischer Wichtigkeit.

A
Häufige Palpitationen, Schwindelanfälle, Synkopen;

B
Ausschluß arrhythmogener Ursachen für anfallsartige Dyspnoe oder Angina pectoris;

C
Gelegentliches Herzrasen (paroxysmale Tachykardien), seltene Schwindelanfälle.

B. Risikostratifizierung symptomatischer und asymptomatischer Patienten

1. Patienten mit koronarer Herzerkrankung

Häufige und komplexe ventrikuläre Herzrhythmusstörungen sind ein Risikoindikator für zukünftige kardiale Ereignisse (18, 19). Die Risikoerhöhung beschränkt sich jedoch praktisch ausschließlich auf Patienten mit gleichzeitiger linksventrikulärer Dysfunktion und damit überwiegend auf Postinfarktpatienten. Das Ausmaß der Beeinträchtigung der linksventrikulären Funktion ist der stärkste prognosebestimmende Einzelfaktor, hinter dem der Nachweis ventrikulärer Arrhythmien stark zurücktritt. So kann man die routinemäßige Langzeit-EKG-Registrierung bei einem Patienten früh nach Myokardinfarkt in Frage stellen, zumal differentialtherapeutische Konsequenzen nur sehr selten entstehen. Bei stark beeinträchtigter linksventrikulärer Funktion wird durch den Nachweis nichtanhaltender Kammertachykardien im Langzeit-EKG eine Subgruppe identifiziert, die von weiterer invasiver Risikostratifizierung (z. B. programmierte Kammerstimulation) profitiert, da sich in Einzelfällen die Indikation zur prophylaktischen Implantation eines automatischen Defibrillators ergeben kann (15).

2. Patienten mit dilatativer oder hypertropher Kardiomyopathie

Während früher der Nachweis nichtanhaltender Kammertachykardien bei Patienten mit hypertropher Kardiomyopathie als ein sensitiver Marker für ein erhöhtes Risiko für den plötzlichen Herztod galt (11, 12), kann diese Hypothese nach neueren Befunden an einem größeren Patientengut nicht mehr aufrechterhalten werden (21). Somit erscheint eine routinemäßige Langzeit-EKG-Untersuchung bei asymptomatischen Patienten nicht unbedingt indiziert.

Komplexe ventrikuläre Herzrhythmusstörungen gehören zum Bild der dilatativen Kardiomyopathie und sind um so häufiger, je ausgeprägter die linksventrikuläre Dysfunktion ist. Es gibt eine Korrelation zur Gesamtsterblichkeit und fraglich auch zum plötzlichen Herztod (13, 16). Bisher konnte nicht gezeigt werden, daß die Behandlung asymptomatischer ventrikulärer Herzrhythmusstörungen die Prognose bei Patienten mit dilatativer Kardiomyopathie verbessert (9).

3. Patienten mit Herzklappenfehlern

Die Diagnose eines Aorten- oder Mitralklappenvitiums sollte nicht zwangsläufig zur Indikation einer Langzeit-EKG-Untersuchung führen. Dies gilt auch für den häufigen Befund eines Mitralklappenprolapses (20). Typische Symptome sollten vorliegen, bevor eine Langzeit-EKG-Untersuchung indiziert ist.

4. Individuen mit besonders hohem Verantwortungsgrad für andere

Prototyp sind der Busfahrer oder der Pilot einer Verkehrsmaschine, deren Beeinträchtigung der Fahr- bzw. Flugfähigkeit die Gefährdung vieler Menschen bedeuten würde. Bei Fehlen einer zugrundeliegenden Herzerkrankung ist der diagnostische Wert einer Langzeit-EKG-Untersuchung hinsichtlich des Ausschlusses oder der Vorhersehbarkeit eines zukünftigen bedeutsamen Arrhythmieereignis vernachlässigbar, so daß auch bei solchen Personengruppen die routinemäßige Durchführung eines Langzeit-EKGs nicht indiziert ist. In gleichem Maß gilt dies für Personen, die im mittleren oder höheren Lebensalter mit einem regelmäßigen sportlichen Training beginnen wollen.
- Patienten mit koronarer Herzerkrankung und bedeutsamer myokardialer Schädigung (Ejektionsfraktion < 35 %).

B
- Patienten mit koronarer Herzerkrankung, Zustand nach Infarkt, aber nur gering beeinträchtigter linksventrikulärer Funktion;
- Patienten mit hypertropher Kardiomyopathie;
- Patienten mit dilatativer Kardiomyopathie, Aortenklappenerkrankungen und Verdacht auf trifaszikulären Block im Ruhe-EKG (kompletter Linksschenkelblock + AV-Block I. Grades, Rechtsschenkelblock + linksanteriorer Hemiblock + AV-Block I. Grades);
- Patienten mit langem QT-Syndrom (Erfassung asymptomatischer Torsades de pointes während des Schlafes).

C
- Patienten mit koronarer Herzerkrankung (Angina-pectoris-Symptomatik);
- Patienten mit Herzklappenfehlern ohne auf Herzrhythmusstörungen verdächtige Symptome;
- asymptomatische Individuen auch bei besonderer beruflicher Exposition oder vor Aufnahme sportlicher Aktivitäten im mittleren und höheren Lebensalter.

C. Vorhofflimmern

Vorhofflimmern führt nicht immer zu Symptomen. Auch asymptomatisches Vorhofflimmern kann Ursache für die Entwicklung einer Herzinsuffizienz sein, wobei insbesondere Patienten gefährdet sind, bei denen eine überwiegende oder sogar permanente Tachyarrhythmie besteht („Tachymyopathie"). Unabhängig von der Ätiologie des Vorhofflimmerns bzw. dem Vorhandensein einer strukturellen Herzerkrankung ist die Anfertigung eines Langzeit-EKG bei chronischen Vorhofflimmern indiziert, um das Herzfrequenzspektrum unter Alltagsbedingungen zu dokumentieren und Phasen von Tachyarrhythmien medikamentös einzustellen. Der Nachweis asymptomatischer Phasen von Bradyarrhythmien oder auch von Pausen über 3,5 Sekunden kann therapeutische Konsequenzen haben.

D. Kontrolle einer antiarrhythmischen Therapie

Wird aufgrund eines Befundes im Langzeit-EKG (z. B. bei symptomatischer ventrikulärer Extrasystolie) die Indikation zur antiarrhythmischen Therapie gestellt, so wird neben dem Rückgang der subjektiven Symptomatik häufig auch eine Dokumentation der Reduktion bzw. des Verschwindens der symptomatischen Arrhythmien zur Therapiekontrolle angestrebt (1, 23). Entsprechende Untersuchungen sind nach Therapieeinleitung und nach Dosisveränderungen notwendig, wobei der genaue Zeitpunkt von der Pharmakokinetik des verwendeten Antiarrhythmikums abhängt. Neben dem Nachweis der Wirksamkeit der antiarrhythmischen Therapie dient das Langzeit-EKG jedoch auch dazu, spezifische proarrhythmische Effekte der Antiarrhythmika auszuschließen (22). Hierzu gehören nicht nur der Nachweis von intermittierender QT-Verlängerung, polymorpher Kammertachykardien oder Torsades de pointes unter Klasse-I- oder -III-Antiarrhythmika, sondern auch die Häufigkeitszunahme oder das Neuauftreten ventrikulärer Rhythmusstörungen bei Patienten, die wegen supraventrikulärer Arrhythmien, insbesondere Vorhofflimmern, behandelt werden. Auch auf Nebenwirkungen der antiarrhythmischen Therapie i. S. einer Sinusknotendepression oder der Provokation sinu-atrialer oder atrio-ventrikulärer Überleitungsstörungen muß geachtet werden. Zum Ausschluß proarrhythmischer Effekte bzw. unerwünschter Nebenwirkungen der antiarrhythmischen Therapie dient die Langzeit-EKG-Untersuchung auch bei solchen Patienten, bei denen durch elektrophysiologische Diagnostik primär die antiarrhythmische Einstellung erfolgte. Bei Patienten mit Vorhofflimmern und dem therapeutischen Ziel einer optimalen Frequenzkontrolle dokumentiert das Langzeit-EKG das erreichte Herzfrequenzspektrum. Nach Rhythmisierungsbehandlung eines Vorhofflimmerns vermag das Langzeit-EKG nichtanhaltende asymptomatische Episoden von Arrhythmierezidiven aufzudecken.

A
- Ausschluß proarrhythmischer Effekte bei Patienten unter antiarrhythmischer Medikation unabhängig von der Therapieindikation;
- Dokumentation und Kontrolle der Wirksamkeit einer frequenzkontrollierenden Therapie bei permanentem Vorhofflimmern;
- Nachweis bzw. Ausschluß asymptomatischer nichtanhaltender Episoden von Vorhofflimmern nach Rhythmisierungstherapie.

B
- wiederholte Therapiekontrolle;
- Kontrolle der Wirksamkeit einer antiarrhythmischen Therapie bei symptomatischen ventrikulären oder supraventrikulären Rhythmusstörungen, bei denen die Indikation durch den Nachweis spontaner Rhythmusstörungen im Langzeit-EKG gestellt worden ist.

E. Kontrolle von implantierten antibradykarden und antitachykarden Systemen

Die Schrittmachertechnologie ist in den vergangenen Jahren immer komplexer geworden. Neben den traditionellen Funktionen der antibradykarden Stimulation auf Vorhof- und/oder Kammerebene wurden Optionen wie Funktionswechsel (mode-switching), antitachykarde Stimulation sowie atriale und/oder ventrikuläre Kardioversionen bzw. Defibrillation entwickelt. Obwohl alle implantierten Systeme heute über ausführliche Speichermöglichkeiten verfügen, ist für eine Dokumentation der Effektivität als auch dem Ausschluß von Fehlverhalten, welches nicht zwangsläufig zu Symptomen des Patienten führen muß, die Anfertigung von Langzeit-EKG-Aufzeichnungen häufig hilfreich. Störungen der Wahrnehmungsfunktion der Systeme durch die Detektion von Muskelpotentialen ist häufig nur durch Langzeit-EKG-Aufzeichnungen unter Alltagsbedingungen herauszufinden.

A
- Zustand nach Erstimplantation eines antibradykarden oder antitachykarden Systems unabhängig von der Komplexität bei symptomatischen Patienten;
- asymptomatische Patienten mit Auffälligkeiten bei der routinemäßigen Schrittmacher-/ICD-Kontrolle (häufige Mode-switch-Episoden, häufige antitachykarde Interventionen durch ATP);
- Wiederauftreten von Symptomen wie Schwindel oder Synkope bei unauffälliger Funktionsprüfung, häufige ICD-Interventionen.

C
- Routinemäßige Kontrolle asymptomatischer Patienten mit komplexen Herzschrittmachersystemen trotz unauffälliger Funktionskontrollen;
- Fehlerdetektionen im Zusammenhang mit einer normalen Schrittmacherfunktionskontrolle bzw. beim Ruhe-EKG.

F. Ischämiediagnostik im Langzeit-EKG

Zahlreiche Untersuchungen haben gezeigt, daß nicht jede Ischämieepisode auch von Angina pectoris begleitet sein muß (stumme Myokardischämie) (17). Auf der anderen Seite ist gerade bei Durchführung einer Langzeit-EKG-Registrierung mit einem hohen Prozentsatz an falschpositiven, „ischämischen" ST-Strecken-Veränderungen zu rechnen, wofür zum einen technische Faktoren (z. B. zu niedrige obere Frequenzbegrenzung des Aufnahmegerätes), zum anderen physiologische Faktoren (Lageveränderung des Patienten) verantwortlich sein können (2, 5). Für die überwiegende Anzahl der in Frage kommenden Patienten ist ein normales Belastungs-EKG, eine Thalliumszintigraphie oder ein alternativer Belastungstest dem Langzeit-EKG beim Nachweis einer Belastungs-Koronarinsuffizienz überlegen. Eine wichtige Rolle kann das Langzeit-EKG bei solchen Patienten spielen, die eine gute Arbeitstoleranz aufweisen, jedoch zu Ruhe-Angina-pectoris neigen (Verdacht auf Prinzmetal-Angina, vasospastische Angina).

A
– Patienten mit Verdacht auf vasospastische Angina.

B
– Patienten, die sich aufgrund orthopädischer Probleme keinem standardisierten Belastungstest unterziehen können, bei denen jedoch die weitergehende Diagnostik (Koronarangiographie) vom positiven Nachweis einer Ischämiereaktion abhängig gemacht werden soll.

C
– Patienten mit typisch geschilderter Angina pectoris und klarer Indikation zur weiterführenden Diagnostik auch bei fehlendem Ischämienachweis beim standardisierten Belastungstest;
– Suche nach „ischämischen Episoden" beim asymptomatischen Patienten.

Event-Recorder (Ereignisspeicher-EKG-Geräte)

I. Technische Voraussetzungen

Event-Recorder für den ambulanten Einsatz sind seit 1987 verfügbar (24). Die Geräte bieten Speichermöglichkeit für die Aufzeichnung von einer oder zwei EKG-Ableitungen im Bereich von 30 Sekunden bis zu 2 Minuten. Zwei verschiedene Speichermöglichkeiten sind zu unterscheiden:
1. Geräte mit einer Speicherschleife bis zu 2 Minuten; die Speicherung des Ereignisses im Gerät erfolgt patientenaktiviert durch Knopfdruck oder bei älteren Geräten durch Magnetauflage.
2. Geräte, bei denen eine Aufzeichnung und Speicherung nach Aktivierung durch den Patienten für 30 Sekunden bis zu wenigen Minuten erfolgen kann.

Der Vorteil von Geräten mit einer Speicherschleife liegt in der Möglichkeit, kurze Ereignisse auch bei kurzer Verzögerung der Speicheraktivierung durch Patienten zu erfassen. Bei beiden Gerätetypen kann über ein Telefon an der Senderseite und einen Akustikkoppler an der Empfängerseite der Speicher ausgelesen, gesendet und über ein EKG-Gerät oder einen PC ausgegeben werden. Die z. Z. kleinsten Geräte haben das Format einer Scheckkarte und eine Betriebsdauer mit einer Batterie von 3 bis 6 Wochen. Bei Einsatz mehrerer Geräte über eine Zentrale ist bei Datenfernübertragung eine automatische gesendete Gerätekennung sinnvoll, um übermittelte Daten sicher einzelnen Patienten zuordnen zu können. Die Patienten benötigen eine detaillierte Einweisung über die Benutzung dieser Geräte.

Die erhaltenen EKG-Registrierungen gestatten im Regelfall eine Bestimmung der Herzfrequenz, Identifikation von P-Welle, QRS-Komplex und T-Welle. Die entsprechenden Zeitintervalle können gemessen werden. Die Lage der P-Welle sowie die QRS-Breite gestatten eine weiterführende Verdachtsdiagnose in supraventrikuläre bzw. ventrikuläre Extrasystolen, respektive Tachykardien (25).

Zwischenzeitlich ist ein kleiner subkutan implantierbarer Schleifenspeicher (26) mit einer Speicherkapazität von wahlweise 10 Minuten oder 20 Minuten verfügbar. Dieses Gerät ist insbesondere für die Abklärung seltener Synkopen vermutlich kardialer Genese geeignet, da der große Schleifenspeicher eine Datensicherung durch Aktivierung mit einem Magnet auch in Minutenfrist nach dem Ereignis gestattet. Die Wahrscheinlichkeit einer fehlerhaften Registrierung durch den Patienten ist geringer als bei den bisher üblichen Event-Recordern.

II. Indikationsstellung

Im Gegensatz zum Langzeit-EKG, mit dem auch asymptomatische, arrhythmogene Ereignisse aufgezeichnet werden, erfolgt die Speicherung eines EKG-Signals nur auf Auslösung durch den Patienten. Asymptomatische Arrhythmien können mit Event-Recorder somit bislang nicht erfaßt werden. Hingegen können alle Arrhythmien, die Symptome erzeugen und ausreichend lange anhalten, um eine Reaktionszeit von ca. 15 Sekunden zur Geräteaktivierung zu gestatten, sicher aufgezeichnet werden. Synkopale Ereignisse mit raschem Eintritt des Bewußtseinsverlusts ermöglichen häufig keine rechtzeitige Aktivierung, lassen sich aber mit dem subkutan implantierten Gerät erfassen. Symptome, die nach Ausschluß anderer Ursachen mit Herzrhythmusstörungen assoziiert sein können (Palpitationen, kurze Schwindelattacken, kurzes Schwächegefühl, Präsynkopen, Synkopen mit länger anhaltender Aura (27, 28), gestatten die Überprüfung, ob den Beschwerden eine Arrhythmie zugrunde liegt. All dies leistet das Langzeit-EKG ebenfalls. Jedoch ist bei seltenen symptomatischen Ereignissen eine ausreichende diagnostische Trefferquote nur mit viel Aufwand (24stdl. Gerätewechsel, abnehmende Patiententoleranz und hohen Kosten) erreichbar. Es kann nach vorliegenden Untersuchungen (27) erwartet werden, daß unter Verwendung eines Event-Recorders bei ca. 60%–70% der Patienten gespeicherte Arrhythmien mit symptombezogener Geräteaktivierung gefunden werden.

A
– Verdacht auf eine mögliche arrhythmogene Ursache bei folgenden als seltene Ereignisse auftretenden unspezifischen Beschwerden (nach anderweitiger Abklärung): Palpitationen, kurze Schwindelattacken, kurzes Schwächegefühl, kurze Übelkeit, Hitzewallungen, Präsynkopen, Synkopen mit länger anhaltender Aura.

B
- Seltene kurz anhaltende Tachykardien, Tachyarrhythmien oder Bradykardien; Kontrolle nach HF-Strom-Katheterablation von SVT; unklare Palpitationen; Schwindel bei Herzschrittmacher- oder Defibrillatorträgern;
- seltene synkopale Ereignisse (Abstand von Monaten), die möglicherweise arrhythmogen bedingt sind, nachdem eine invasive elektrophysiologische Untersuchung und Kipptischuntersuchung zu keiner Diagnose geführt haben;
- Arrhythmieverdacht bei organischer Herzerkrankung mit Einschränkung der Pumpfunktion (Indikation zur elektrophysiologischen Untersuchung);

C
- Therapiekontrolle bei antiarrhythmischer Therapie, die einer Quantifizierung von Ereignishäufigkeiten (z. B. VES-Reduktion) bedarf;
- häufige Ereignisse, die einer Abklärung mit dem Langzeit-EKG zugänglich sind.

Kipptischuntersuchung

Synkopen unklarer Genese stellen im klinischen Alltag ein häufiges Problem dar. Bis zu drei Prozent der in Notfallaufnahmen behandelten Patienten weisen das Leitsymptom „Synkope unklarer Genese" auf (29, 30). Die neurokardiale Synkope stellt eine der häufigsten Ursachen für ätiologisch zunächst unklare Synkopen dar, besonders, wenn die Untersuchung des Patienten keinen Hinweis für das Vorliegen einer strukturellen Herzerkrankung ergibt (31, 32). Während die Diagnose einer neurokardialen Synkope bis vor wenigen Jahren lediglich eine Ausschlußdiagnose darstellte, hat die Einführung der Kipptischuntersuchung den Nachweis eines entsprechenden Pathomechanismus ermöglicht (33–35).

I. Technische Voraussetzungen

Untersuchungsbedingungen:

Die Kipptischuntersuchung sollte in einem angenehm temperierten Raum nach einer entsprechenden Äquilibrierungsperiode erfolgen. Die Untersuchung sollte nach einer Nahrungskarenz von mind. 4–5 Stunden durchgeführt werden. Serielle Kipptischuntersuchungen, z. B. zur Evaluierung medikamentöser Therapieverfahren, sollten zu jeweils ähnlichen Tageszeiten durchgeführt werden.

Registriertechnik:

Während der gesamten Kipptischuntersuchung sollten mindestens drei EKG-Ableitungen simultan und kontinuierlich abgeleitet werden. Ebenso ist eine Schlag-zu-Schlag-Registrierung des Blutdrucks erforderlich. Hierfür bieten sich insbesondere fingerplethysmographische Messungen an. Die gute Übereinstimmung dieser nichtinvasiven kontinuierlichen Blutdruckmessungen mit invasiv registrierten Blutdruckmessungen ist gut belegt (36, 37).

Kipptisch:

Es sind ausschließlich Tische zu empfehlen, bei denen der Patient auf einer Fußplatte steht. Der Tisch sollte verschiedene Angulierungswinkel im Bereich von 60–90 Grad erlauben. Von Vorteil sind Tische, die mittels Elektromotor einen schnellen Übergang von der aufrechten in die waagerechte Position (in ca. 10 bis 15 Sekunden) ermöglichen. Der Tisch muß es ermöglichen, den Patienten durch entsprechende Haltegurte zu sichern, um im Falle des Auftretens von Synkopen sturzbedingte Verletzungen zu vermeiden.

II. Untersuchungsprotokoll

Zur Durchführung einer Kipptischuntersuchung bei unklarer Synkope werden heute Anstellwinkel von 70–80 Grad empfohlen (38). Geringere Anstellwinkel gewährleisten keinen ausreichenden orthostatischen Streß und sind daher nicht zu verwenden.

Die Untersuchung wird nach einer entsprechenden Ruhephase (10 Minuten) in horizontaler Position so durchgeführt, daß der Patient anschließend 45 Minuten in aufrechter Stellung auf dem Kipptisch verweilen muß. Erst nach Ablauf einer solchen Zeitspanne kann bei Ausbleiben typischer Symptome von einer negativen Kipptischuntersuchung ausgegangen werden (38, 39).

Pharmakologische Provokationsmanöver

Pharmakologische Provokationsmanöver werden als Ergänzung zur Kipptischuntersuchung vorgeschlagen (z. B. Gabe von Isoproterenol bzw. Orciprenalin (34, 40) oder Nitroglycerin bzw. Edrophonium (41, 42). Es muß jedoch darauf hingewiesen werden, daß die Rate falschpositiver Untersuchungen unter pharmakologischen Provokationsmanövern zunimmt.

Beurteilung des Ergebnisses der Kipptischuntersuchung

Ein Kipptischtest wird als positiv interpretiert, wenn hierunter die klinische Symptomatik des Patienten reproduziert werden kann.

III. Indikationen

A
Einmalige oder wiederholte Synkope bei Patienten, bei denen
- die Anamnese eine neurokardiale Ursache vermuten läßt;
- keine strukturelle Herzerkrankung nachweisbar ist;
- eine strukturelle Herzerkrankung zwar nachweisbar ist, bei denen aber andere Synkopenursachen durch entsprechende Testverfahren ausgeschlossen wurden.

B
- Überprüfung der Effizienz pharmakologischer bzw. nichtpharmakologischer Therapieverfahren bei Patienten mit gesicherter neurokardialer Synkope;
- Patienten mit anderer Ursache für Synkopen, bei denen der zusätzliche Nachweis neurokardial-bedingter Synkopen das therapeutische Vorgehen beeinflussen würde.

C
- linksventrikuläre Ausflußtrakt-Obstruktion;
- Mitralstenose;
- hochgradige proximale Koronarstenose;
- hochgradige Stenosen der zerebralen Gefäße;
- Synkopen anderer Genese, die durch entsprechende Aufzeichnungen entweder während eines spontanen Ereignisses oder durch die Reproduktion der Symptome während einer elektrophysiologischen Untersuchung belegt werden konnten.

Pharmakologische Testverfahren

I. Einleitung

Pharmaka, die die Automatie, das Leitungssystem und die Repolarisation des Herzens beeinflussen, können dazu beitragen, die Ursache unklarer Herz-Kreislauf-Stillstände und Synkopen sowie den Ursprungsort bradykarder und tachykarder Herzrhythmusstörungen aufzuklären. Sensitivität und/oder Spezifität pharmakologischer Testverfahren sind unbefriedigend oder nicht systematisch untersucht. Ihr Einsatz erfordert umfassende Kenntnisse über das verwendete Medikament, die Bereitstellung von ggf. als Antidot wirksamen Notfallmedikamenten und die Möglichkeiten der externen Stimulation, Kardioversion und Defibrillation.

II. Testverfahren

Atropin-Test:

Besteht bei Patienten mit Synkopen ungeklärter Ätiologie der Verdacht auf eine Bradykardie als Ursache, so kann der Atropin-Test in Einzelfällen helfen, die Indikation zur Schrittmachertherapie zu stellen. In der Regel beruht die Entscheidung jedoch auf der Korrelation zwischen dem Ausmaß der Bradykardie und den Beschwerden. Bewirkt die intravenöse Gabe von Atropin (oder eine körperliche Belastung) eine unzureichende Frequenzzunahme bzw. das Erreichen einer zu niedrigen absoluten Herzfrequenz (< 90/min), so kann dieses als Hinweis auf eine intrinsische (d. h. im Gegensatz zur vagal vermittelten) Sinusknotenerkrankung gewertet werden (43). Bei Patienten mit einem AV-Block II. Grades Typ I spricht eine höhergradige AV-Blockierung unter einer Frequenzsteigerung im Atropin-Test eher für eine prognostisch ungünstige Leitungsstörung im His-Purkinje-System (51). Nach allgemeinem Konsens besteht heute keine Indikation mehr für die Durchführung eines Atropin-Tests.

Ajmalin-Test:

Ist die Ätiologie eines Herz-Kreislauf-Stillstandes oder einer Synkope bei Patienten mit strukturell normalem Herzen ungeklärt, so kann die intravenöse Gabe von Ajmalin zur Klärung beitragen. Ajmalin, aber auch andere Klasse-IA-Antiarrhythmika (50) helfen einen Rechtsschenkelblock in Kombination mit rechtspräkordialen ST-Elevationen im Sinne eines Brugada-Syndroms nachweisen und bei einzelnen dieser Patienten auch die polymorphen ventrikulären Tachykardien direkt provozieren (44, 45). Ein positiver Test kann helfen, die Indikation zur ICD-Therapie bzw. einer genetischen Untersuchung zu stellen (47). Zu beachten ist, daß Ajmalin eine ausgeprägte intraventrikuläre Leitungsverzögerung verursachen kann. Deswegen wurde Ajmalin auch vereinzelt zum Nachweis von Blockierungen im oder unterhalb des His-Bündels eingesetzt, so z. B. bei Patienten mit Kearns-Sayre-Syndrom ohne AV-Blockierungen im Ruhe-EKG (52). Die Fähigkeit von Ajmalin, die akzessorische Leitungsbahn beim WPW-Syndrom zu blockieren, ist vor der Ära der Katheterablation auch zur Beurteilung der Leitfähigkeit der akzessorischen Bahn verwendet worden (48).

Indikation

B
- Verdacht auf Brugada-Syndrom.

Gabe von Katecholaminen

Ist die Art eines unter Belastung aufgetretenen Herzjagens oder die Ursache einer Synkope bei Patienten mit strukturell normalem Herzen oder Verdacht auf eine arrhythmogene rechtsventrikuläre Kardiomyopathie (ARVC) durch eine elektrophysiologische Untersuchung nicht zu klären, so kann im Rahmen dieser Untersuchung die intravenöse Gabe von Orciprenalin oder des in Deutschland intravenös nicht verfügbaren Isoprenalin erfolgen. Die Provokation von ventrikulären Arrhythmien kann helfen, die Ätiologie der spontan aufgetretenen Tachykardie bzw. Synkope zu klären (49) und die Diagnose einer ARVC zu stellen (53). Nach allgemeinem Konsens besteht heute keine Indikation mehr für die Gabe von Katecholaminen zu diagnostischen Zwecken (außerhalb einer invasiven elektrophysiologischen Untersuchung).

Adenosin

Während der intravenösen Gabe von Adenosin ein Stellenwert in der Differenzierung zwischen AV(Knoten)-Reentry-Tachykardien, Vorhofflattern mit 2:1-Überleitung auf die Kammern und ventrikulären Tachykardien bei laufender Tachykardie zukommt, ist ihr Stellenwert zur Demaskierung von akzessorischen Leitungsbahnen als gering einzustufen (46), da nur äußerst selten eine im Ruhe-EKG nicht sichtbare Präexzitation durch Adenosin demonstriert wird.

III. Indikationen

B
– Nachweis von Vorhofflattern.

Literatur

1. Anderson JL, Mason JW (1986) Testing the efficacy of antiarrhythmic drugs. N Engl J Med 315:391–393
2. Balasubramanian V, Lahiri A, Green HL, Stott FD, Raftery EB (1980) Ambulatory ST segment monitoring: problems, pitfalls, solutions, and clinical applications. Br Heart J 44:419–425
3. Bragg-Remschel DA, Anderson CM, Winkle RA (1982) Frequency response characteristics of ECG monitoring systems and their implications for ST segment analysis. Am Heart J 102:20–31
4. Camm AJ, Evans KE, Ward DE, Martin A (1980) The rhythms of the heart in active elderly subjects. Am Heart J 99:598–603
5. Deanfield JE, Ribiero P, Oakley K, Krikler S, Selwyn AP (1984) Analysis of ST-segment changes in normal subjects: Implications for ambulatory monitoring in angina pectoris. Am J Cardiol 54:1321–1325
6. Kantelip J-P, Sage E, Duchene-Marullaz P (1986) Findings on ambulatory electrocardiographic monitoring in subjects older than 80 years. Am J Cardiol 57:398–401
7. Kennedy HL, Whitlock JA, Sprague MK, Kennedy LJ, Buckingham TA, Goldberg RJ (1985) Long-term follow-up of asymptomatic healthy subjects with frequent and complex ventricular ectopy. N Engl J Med 312:193–197
8. Knoebel SB, for the task force members (1993) Clinical competence in ambulatory electrocardiography. A statement for physicians from the AHA/ACC/ACP Task Force on clinical privileges in cardiology. Circulation 88:337–341
9. Knoebel SB, for the task force members (1989) Guidelines for ambulatory electrocardiography. A report of the American College of Cardiology/American Heart Association Task Force on assessment of diagnostic and therapeutic cardiovascular procedures (subcommittee on ambulatory electrocardiography) Circulation 79: 206–215
10. Kostis JB, McCrone K, Moreyra AE, Gotzoyannis S, Alitz NM, Natarjan N, Kuo PT (1981) Premature complexes in the absence of identifiable heart disease. Circulation 63:1351–1356
11. Maron BJ, Savge DD, Wolfson J, Epstein SE (1981) Prognostic significance of 24 hour ambulatory electrocardiographic monitoring in patients with hypertrophic cardiomyopathy: A prospective study. Am J Cardiol 48:252–257
12. McKenna WJ, Oakley CM, Krikler DM, Goodwin JF (1985) Improved survival with Amiodarone in patients with hypertrophic cardiomyopathy and ventricular tachycardia. Br Heart J 53:412–416
13. Meinertz T, Hofmann T, Kaspar W, Treese N, Bechthold H, Stienen U (1984) Significance of ventricular arrhythmias in idiopathic dilated cardiomyopathy. Am J Cardiol 53:902–907
14. Morganroth J (1985) Ambulatory Holter electrocardiography: choice of technologies and clinical uses. Ann Intern Med 102:73–81
15. Moss AJ, Hall WJ, Cannom DS, Daubert JP, Higgins SL, Klein H, Levine JH, Saksena S, Waldo AL, Wilber D, Brown MW, Heo M (1996) Improved survival with an implanted defibrillator in patients with coronary disease at high risk for ventricular arrhythmia. N Engl J Med 335:1933–1940
16. von Olshausen K, Schäfer A, Mehmet HC, Schwarz F, Senges J, Kübler W (1984) Ventricular arrhythmias in idiopathic dilated cardiomyopathy. Br Heart J 51:195–201
17. Rozanski A, Berman DS (1987) Silent myocardial ischemia. I. Pathophysiology, frequency of occurences, and approaches toward detection. Am Heart J 114:615–638
18. Ruberman W, Weinblatt E, Goldberg JD, Fraqnk CW, Shapiro S, Chaudhary BS (1980) Ventricular premature complexes in prognosis of angina. Circulation 61: 1172–1178
19. Ruberman W, Weinblatt E, Goldberg JD, Fraqnk CW, Shapiro S (1977) Ventricular premature beats and mortality after myocardial infarction. N Engl J Med 297: 750–757
20. Savage DD, Levy D, Garrison RJ, Castelli WP, Kligfield P, Devereux RB, Anderson SJ, Kannel WB, Feinleib M (1983) Mitral valve prolapse in the general population. 3. Dysrhythmias: The Framingham study. Am Heart J 106:582–586
21. Spirito P, Rapezzi C, Autore C, Bruzzi P, Bellone P, Ortolani P, Fragola PV, Chiarella F, Zoni-Berisso M, Branzi A, Cannata D, Magnani B, Vecchio C (1994) Prognosis of asymptomatic patients with hypertrophic cardiomyopathy and nonsustained ventricular tachycardia. Circulation 90: 2743–2747
22. Velebit V, Podrid PJ, Lown B, Cohen BH, Graboys TB (1982) Aggravation and provocation of ventricular arrhythmias by antiarrhythmic drugs. Circulation 65: 886–893
23. Winkle RA (1980) Ambulatory electrocardiography and the diagnosis, evaluation and treatment of chronic ventricular arrhythmias. Prog Cardiovasc Dis 23:99–128
24. Brown AP, Dawkins KD, Davies JG (1987) Detection of arrhythmias: Use of a patient-activated ambulatory electrocardiogram device with a solid-state memory loop. Br Heart J 58:251–253
25. Karpawich PP, Cavitt DL, Sugalski JS (1993) Ambulatory arrhythmia screening in symptomatic children and young adults: Comparative effectiveness of Holter and telephone event recordings. Pediatr Cardiol 14:147–150
26. Leitch J, Klein G, Yee R, Lee B, Kallok M, Combs W, Erickson M, Bennett T (1992) Feasibility of an implantable arrhythmia monitor. Pace 15:2232–2235
27. Hammill SC (1997) Value and limitations of noninvasive assessment of syncope. Cardiol Clin 15:195–218
28. Linzer M, Pritchett ELC, Pontinen M, McCarthy E, Divine GW (1990) Incremental diagnostic yield of loop electrocardiographic recorders in unexplained syncope. Am J Cardiol 66:214–219
29. Day SC, Cook EF, Fundenstein H, Goldman L (1982) Evaluation and outcome of emergency room patients with transient loss of consciousness. A J Med 72:15–23
30. Gendelman HE, Linzer M, Gabelman M, Smoller J (1983) Syncope in a general hospital population. NY State J Med 83:116–65
31. Kapoor WN, Karpf M, Wieand S, et al. (1983) A prospective evaluation and follow-up of patients with syncope. N Engl J Med 309:197–204
32. Benditt DG, Remole S, Milstein S, Beilin S (1992) Syncope: causes, clinical evaluation, and current therapy. Annu Rev Med 43:283–300
33. Kenny RA, Bayliss J, Ingram A, Sutton R (1986) Head up tilt: a useful test for investigating unexplained syncope. Lancet 1: 1352–4
34. Almquist A, Goldenberg IF, Milstein S, et al. (1989) Provocation of bradycardia and hypotension by isoproterenol and upright posture in patients with unexplained syncope. N Engl J Med 320:346–51
35. Fitzpatrick A, Sutton R (1989) Tilting towards a diagnosis in unexplained syncope. Lancet 1:658–60

36. Imholz BP, Settells JJ, van der Meiracker AH, Wessling KH, Wieling W (1990) Noninvasive continuous finger blood pressure measurement during orthostatic stress compared to intraatrial pressure. Cardiovasc Res 24:214–21
37. Petersen MEV, Williams TR, Sutton R (1995) A comparison of non-invasive continuous finger blood pressure measurement (Finapres) with intra-atrial pressure during prolonged head-up tilt. Eur Heart 16: 1647–54
38. Fitzpatrick A, Theodorakis G, Vardas P, Sutton R (1991) Methodology of head-up tilt testing in patients with unexplained syncope. J Am Coll Cardiol 17:125–30
39. Klingenheben T, Hohnloser SH (1995) Die neurokardiale Synkope: Pathophysiologie, Diagnostik, Therapie. Z Kardiol 84:137–145
40. Sheldon R, Killam S (1992) Methodology of isoproterenol-tilt table testing in patients with syncope. J Am Coll Cardiol 19:773–9
41. Lurie KG, Dutton J, Mangat R, Newman D, Eisenberg S, Scheinman M (1993) Evaluation of edrophonium as a provocative agent for vasovagal syncope during head-up tilt table testing. Am J Cardiol 72:1286–90
42. Raviele A, Gasparini G, DiPede F, et al. (1994) Nitroglycerin infusion during upright tilt: a new test for the diagnosis of vasovagal syncope. Am Heart J 127:103–11
43. Breithardt G, Seipel L (1987) Effekte von Medikamenten auf den Sinusknoten. In: Seipel L (Hrsg) Klinische Elektrophysiologie des Herzens. Georg Thieme Verlag, Stuttgart, S 46–58
44. Brugada P (1992) Right bundle branch block, persistent ST segment elevation and sudden cardiac death: a distinct clinical and electrocardiographic syndrome. A multicenter report. J Am Coll Cardiol 20:1391–1396
45. Brugada J, Brugada P (1997) Further characterization of the syndrome of right bundle branch block, ST segment elevation, and sudden cardiac death. J Cardiovasc Electrophysiol 8:325–331
46. DiMarco JP (1995) Adenosine. In: Zipes DP, Jalife J (Hrsg) Cardiac electrophysiology. From cell to bedside. Saunders, Philadelphia, S 1136–1344
47. Chen Q, Kirsch GE, Zhang D, Brugada R, Brugada J, Brugada P, Potenza D, Moya A, Borggrefe M, Breithardt G, Ortiz-Lopez R, Wang Z, Antzelevitch C, O'Brien RE, Schulze-Bahr E, Keating MT, Towbin JA, Wang Q (1998) Genetic basis and molecular mechanisms for idiopathic ventricular fibrillation. Nature, in press
48. Farre J, Ross DL, Wiener I, Bar FW, Vanagt E, Wellens HJ (1979) Electrophysiological studies in patients with the Wolff-Parkinson-White syndrome. Herz 4:38–46
49. Haissaguerre M, Le Metayer P, D'Ivernois C, Barat JL, Montserrat P, Warin JF (1990) Distinctive response of arrhythmogenic right ventricular disease to high dose isoproterenol. PACE 13 (Part II):2119–2126
50. Miyazaki T, Mitamura H, Miyoshi S, Soejima K, Aizawa Y, Ogawa S (1996) Autonomic and antiarrhythmic drug modulation of ST segment elevation in patients with Brugada syndrome. J Am Coll Cardiol 27: 1061–1070
51. Seipel L (1987) Atrioventrikuläre Leitungsstörungen. In: Seipel L (Hrsg) Klinische Elektrophysiologie des Herzens. Georg Thieme Verlag, Stuttgart, S 188–202
52. Schwartzkopff B, Breithardt G, Borggrefe M, Lösse B, Toyka KV, Frenzel H (1989) Cardiac involvement in Kearns-Seyre syndrome. In: Refsum H, Sulg IA, Rasmussen K (Hrsg) Heart and Brain/Brain and Heart. Springer-Verlag, Berlin, S 293–310
53. Wichter T, Borggrefe M, Breithardt G (1991) Arrhythmogenic right ventricular disease. Z Kardiol 80:107–125

Leitlinien* zur Implantation von Defibrillatoren

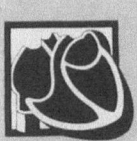

Mitteilungen der Deutschen Gesellschaft für Kardiologie
– Herz- und Kreislaufforschung

Korrespondenz:
Deutsche Gesellschaft
für Kardiologie
– Herz- und Kreislaufforschung
Geschäftsstelle
Goethestr. 38a
D-40237 Düsseldorf
Telefon (0211) 600692-0
Fax (0211) 600692-10
E-mail: info@dgkardio.de
Internet: www.dgkardio.de

Erstveröffentlichung
in Z. Kardiol. 89:126–134 (2000)

herausgegeben vom Vorstand der Deutschen Gesellschaft für Kardiologie
– Herz- und Kreislaufforschung
bearbeitet im Auftrag der Kommission für Klinische Kardiologie
von S.H. Hohnloser (federführend), D. Andresen, M. Block, G. Breithardt,
W. Jung, H. Klein, K.H. Kuck, B. Lüderitz, G. Steinbeck (Vorsitz)

Die vorliegenden Leitlinien zur Implantation von Defibrillatoren wurden in Überarbeitung der Leitlinien der Deutschen Gesellschaft für Kardiologie, Herz und Kreislaufforschung, wie sie 1993 publiziert worden sind, erstellt, basierend auf einer sorgfältigen Analyse der wissenschaftlichen Daten zur aktuellen Therapie ventrikulärer Tachyarrhythmien. Auch in Zukunft sollen diese Leitlinien in regelmäßigen Abständen revidiert werden, wenn der wissenschaftliche Erkenntnisstand dies erforderlich macht.

A Zielsetzung der ICD-Therapie

I. Primäres Ziel

Primäres Ziel der ICD-Therapie ist die Lebensverlängerung durch eine Verhinderung des plötzlichen Herztodes. Durch automatische Detektion und Terminierung von hämodynamisch nicht tolerierten ventrikulären Tachyarrhythmien soll der dadurch bedingte Herz-Kreislauf-Stillstand beendet werden.

II. Sekundäre Ziele

Automatische Terminierung von Tachykardien: Über die Herzfrequenz und z.T. über andere Charakteristika der Tachykardie soll diese automatisch erkannt und mittels antitachykarder Stimulation bzw. Kardioversion beendet werden. Auch hämodynamisch tolerierte Kammertachykardien sollen durch den ICD terminiert werden.

Verbesserung der Lebensqualität: Eine Verbesserung der Lebensqualität kann sich durch Vermeidung häufiger Krankenhausaufenthalte z.B. in Folge rezidivierender Tachykardieepisoden ergeben. Auch wird der Patient durch die prompte Beseitigung einer Tachykardie mittels antitachykarder Stimulation nahezu symptomlos bleiben. Dies wiederum könnte die Häufigkeit der psychisch belastenden Entladungen vermindern und dem Patienten ein Gefühl der Sicherheit vor dem plötzlichen Herztod geben.

---

* Die Leitlinien der Deutschen Gesellschaft für Kardiologie werden ständig von der klinischen Kommission auf ihre Aktualität überprüft.

Korrespondenzadresse:
Prof. Dr. S. H. Hohnloser
J.-W.-Goethe-Universität
Medizinische Klinik IV
Kardiologie und Nephrologie
Theodor-Stern-Kai 7
60590 Frankfurt am Main
Telefon (069) 6301-7404,
Telefax (069) 6301-7017

B Voraussetzungen

I. Diagnostik

Vor Implantation eines ICD ist eine den klinischen Gegebenheiten angemessene komplette aktuelle nichtinvasive und invasive Diagnostik notwendig. In den meisten Fällen wird eine Koronarangiographie sowie eine Ventrikulographie erforderlich. In der Regel ist auch die Durchführung einer invasiven elektrophysiologischen Untersuchung erforderlich.

Als wichtige diagnostische Voraussetzung ist zu fordern, sämtliche bei dem Patienten im Oberflächen-EKG dokumentierten Tachykardien bzw. Episoden von Kammerflimmern zu sichten.

Die Durchführung eines Belastungs-EKGs zur Bestimmung des Herzfrequenz-Profils ist für die optimale Programmierung des ICD wichtig und erfolgt am besten vor Implantation des Gerätes.

II. Implantierende Klinik

Spezielle ärztliche Voraussetzungen

Kardiologen und Herz- oder Thoraxchirurgen eines Zentrums, das Defibrillatoren implantiert, müssen folgende eingehende Kenntnisse und größere praktische Erfahrung besitzen bezüglich:
a) invasive Elektrophysiologie;
b) Implantationstechniken;
c) medikamentöse Antiarrhythmika-Therapie bei Patienten mit lebensbedrohlichen Rhythmusstörungen;
d) Indikationsstellung zur Katheterablation und antitachykarden Chirurgie.

Weitere allgemeine Voraussetzungen:
a) Beim Auftreten eines Notfalles bei der Implantation (z. B. Elektrodenperforation mit Ventrikeltamponade) muß die Möglichkeit eines sofortigen Eingriffs gegeben sein;
b) Möglichkeit einer engmaschigen ambulanten Kontrolle mit Bereitstellung von erfahrenem ärztlichem Personal (Kardiologie) und entsprechender apparativer Ausrüstung;
c) Einrichtung eines Notrufdienstes durch Ärzte, die eingehende Kenntnisse auf dem Gebiet der Programmierung von ICDs besitzen (24 Stunden einschließlich Sonn- und Feiertagen);
d) lückenlose, standardisierte Datendokumentation, die eine zentrale Erfassung in einem Register ermöglicht.

Um einen ausreichenden Standard zu gewährleisten, müssen mindestens 20 ICD-Implantationen pro Jahr in einem Zentrum durchgeführt werden.

Spezielle räumliche und apparative Voraussetzungen

a) räumliche Voraussetzungen: Idealerweise sollten Implantationen von ICDs in einem sterilen Operationssaal durchgeführt werden. Neuere Berichte belegen jedoch, daß die Implantation von ICDs auch in einem elektrophysiologischen Labor sicher durchgeführt werden kann, vorausgesetzt, die entsprechenden Hygienevorschriften sind erfüllt.
b) apparative Voraussetzungen: Röntgenanlage: Eine adäquate, monoplane Röntgenanlage (z. B. C-Bogen) mit einem entsprechend Röntgen-transparenten Operations-/Untersuchungstisch muß vorhanden sein. Die Röntgenschutzvorrichtungen müssen den festgelegten Standards entsprechen. Ein externer Defibrillator, der möglichst über Klebeelektroden mit dem Patienten verbunden ist, muß während der gesamten Implantation verfügbar sein.

EKG-Aufzeichnung: Idealerweise sollten zwei voneinander unabhängige EKG-Registriersysteme verfügbar sein, wovon mindestens eines über die Möglichkeit einer Mehrkanalregistrierung verfügen sollte. Die Möglichkeit des invasiven und nichtinvasiven hämodynamischen Monitorings sowie einer kontinuierlichen Oxymetrie sind erforderlich.

Nach ICD-Implantation müssen die Patienten mindestens 48 Stunden stationär betreut werden. Das mit der Betreuung der Patienten beauftragte Personal muß mit der Erkennung typischer postoperativer Komplikationen, gerätespezifischer Probleme sowie bedrohlicher Herzrhythmusstörungen vertraut sein und die entsprechenden therapeutischen Maßnahmen unverzüglich einleiten können.

C Indikationen

Die Empfehlung zur Implantation eines ICDs beruht auf wissenschaftlichen Studien unterschiedlicher Beweiskraft und den klinischen Erfahrungen der Kommission, die die Richtlinien erstellte. Die Güte und der Umfang der medizinischen Erkenntnisse, auf denen eine Empfehlung beruhte, wurden in Anlehnung an die Formulierung der Task Force des American College of Cardiology und der American Heart Association wie folgt eingeteilt (15):
● Grad A: Empfehlung basiert auf randomisierter(n) Studie(n) unter Einschluß großer Patientenzahlen.
● Grad B: Empfehlung basiert auf einer oder zwei randomisierten Studien mit Einschluß kleiner Patientenzahlen oder auf einer Analyse von nicht randomisierten Studien oder Patientenregistern.
● Grad C: Empfehlung basiert in erster Linie auf dem Konsens der Experten.

Wann die Indikation zur ICD-Therapie 1. als allgemein akzeptiert, 2. möglich, aber umstritten oder alternativ durch andere Therapien ersetzbar ist, oder 3. nicht erfolgen sollte, wurde wie folgt klassifiziert:
● Klasse I: Behandlung mit einem ICD ist allgemein als effektiv und vorteilhaft für den Patienten akzeptiert. Alternative Therapien haben sich als nicht gleichwertig erwiesen.
● Klasse II: Über den Nutzen, den ein Patient von einer ICD-Therapie erfährt, besteht kein Konsens; alternative Thera-

pien können in Erwägung gezogen werden.
- Klasse III: Behandlung mit einem ICD ist nicht indiziert, da für den Patienten kein Nutzen zu erwarten ist.

Da diese Klassifizierung nicht den individuellen Gegebenheiten jedes Patienten Rechnung tragen kann, sollte in jedem Einzelfall eine individuelle Entscheidung unter Berücksichtigung dieser Empfehlungen erfolgen.

Eine Grundvoraussetzung für die Implantation eines ICDs ist die Erwartung, daß der Patient eine ventrikuläre Tachyarrhythmie erleiden wird und daß hiermit ein bedeutsames Risiko für einen plötzlichen Herztod verbunden ist. Ist auf Grund der kardialen Grunderkrankung oder einer anderen Erkrankung keine Lebenserwartung von mehr als 6 Monaten anzunehmen, so sollte keine Therapie mit einem ICD erfolgen. Hat der Patient vor der ICD-Implantation noch keine ventrikuläre Tachyarrhythmie erlitten, so spricht man von einer prophylaktischen ICD-Indikation. Bei Patienten, die eine ventrikuläre Tachyarrhythmie erlitten haben, ist zu klären, ob diese durch eine sich nicht wiederholende oder zumindest vermeidbare Ursache bedingt war. Alternative Therapien zum ICD, deren Ziel in der Verhinderung statt in der Terminierung von Rezidiven ventrikulärer Tachyarrhythmien liegt, sind vor der Indikationsstellung zur ICD-Implantation zu erwägen und gegebenenfalls mit dem Patienten zu diskutieren:
- Medikamentöse antiarrhythmische Therapie, empirisch verabreicht (vor allem Amiodaron, seltener β-Blocker) bzw. bezüglich ihrer Effektivität durch programmierte Ventrikelstimulation oder EKG-Monitoring überprüft (vor allem Sotalol, seltener Klasse-I-Antiarrhythmika)
- Ablative Techniken (bei induzierbaren monomorphen VT) mittels rhythmuschirurgischer Eingriffe (vor allem bei Indikation zur Operation mit einer Herzlungenmaschine aus anderer Ursache und nicht hochgradig eingeschränkter linksventrikulärer Funktion)

oder mittels Kathetertechnik (vor allem bei idiopathischen linksventrikulären VTs, VTs aus dem rechtsventrikulären Ausflußtrakt oder faszikulären VTs)

Die Indikationen zur ICD-Therapie sind in Tabelle 1, entsprechend der vorrangigen klinischen Manifestation einer ventrikulären Tachyarrhythmie, gelistet:
- Herzkreislaufstillstand
- Ventrikuläre Tachykardie
- Synkope
- Asymptomatischer Risikopatient

Indikationen zur ICD-Therapie in Abhängigkeit von der kardialen Grunderkrankung

1. Koronare Herzerkrankung

Die Mehrheit der ICD-Patienten, über die in Studien berichtet wurde, stellten Postinfarktpatienten mit außerhalb des akuten Myokardinfarktes aufgetretenen ventrikulären Tachyarrhythmien dar. Auf Grund von häufigen adäquaten ICD-Therapien bei diesen Patienten wurde seit langem ein Überlebensvorteil durch diese Therapie postuliert (3, 27, 30). Mehrere randomisierte Studien konnten eine Überlegenheit des ICDs gegenüber einem üblichen differentialtherapeutischen Vorgehen sowie gegenüber β-Blockern (Metoprolol), Klasse-I-(empirisch Propafenon) und Klasse-III-Antiarrhythmika (nahezu ausschließlich empirisch Amiodaron) in bezug auf die Gesamtmortalität belegen (10, 11, 20, 34, 38, 41). In einer retrospektiven Fallkontrollstudie erwies sich auch die elektrophysiologisch kontrollierte Einstellung auf Sotalol als unterlegen (5). Auch für Patienten mit hämodynamisch tolerierten VTs wurde ein Überlebensvorteil durch den ICD postuliert (4). Bei Postinfarktpatienten mit nichtanhaltenden VTs konnte für eine Subgruppe von Patienten (EF ≤ 35 %, VT/VF induzierbar, durch Klasse-I-Antiarrhythmika nicht supprimierbar) ein Überlebensvorteil gegenüber einer

antiarrhythmischen Prophylaxe (vornehmlich Amiodaron) gezeigt werden (28). Selbst Patienten, bei denen die Induktion von VT/VF durch Klasse-I-Antiarrhythmika supprimierbar ist, scheinen ein bedeutsames Risiko für einen plötzlichen Herztod zu haben (14, 22). Nach Befunden der MUSTT-Studie ist dieses Risiko ähnlich hoch wie dasjenige von Patienten ohne antiarrhythmische Pharmakotherapie (8). Postinfarktpatienten mit einer Synkope, bei denen VT/VF induzierbar ist und kein anderer Grund für die Synkope vorliegt, erleiden nach ICD-Implantation häufig adäquate Schocks (23, 26). Dagegen konnte für zur Bypassoperation vorgesehene Postinfarktpatienten ohne dokumentierte VTs, aber nachweisbaren Spätpotentialen im Signalmittlungs-EKG und schlechter linksventrikulärer Funktion kein Überlebensvorteil durch die Implantation eines ICDs im Rahmen der Bypassoperation gezeigt werden (2). Weitere randomisierte Studien zur Identifikation von Postinfarktpatienten, die durch eine prophylaktische ICD-Implantation profitieren, werden derzeit durchgeführt.

2. Dilatative Kardiomyopathie (DCM)

Prospektive, randomisierte Studien für Patienten mit DCM und VT/VF, die die Therapie mit Antiarrhythmika und ICDs vergleichen, fehlen. In den unabhängig von der Grunderkrankung durchgeführten Studien, die in bedeutendem Umfang auch Patienten mit DCM einschlossen, zeigte sich aber kein Einfluß der Grunderkrankung auf den durch ICD erreichten Überlebensvorteil. Retrospektive Beobachtungsstudien an DCM-Patienten postulierten, daß der ICD gegenüber der medikamentösen antiarrhythmischen Therapie die Prognose der Patienten verbessert (9, 27). Eine prophylaktische Indikation bei angiographisch ausgeprägter DCM (EF ≤ 30 %) ohne Indikation zur Herztransplantation erscheint bei fehlenden ventrikulären Tachyarrhythmien aber nicht indiziert (21, 37). Dagegen scheinen Patienten mit angiographisch ausgeprägter DCM (EF < 45%), die sich mit einer auch durch die programmierte Ventrikelstimulation nicht zu klärenden Synkope präsentieren, nach ICD-Implantation häufig adäquate Schocks zu erhalten (19).

3. Schwerste Herzinsuffizienz unabhängig von der kardialen Grunderkrankung

Patienten mit ausgeprägter Einschränkung der linksventrikulären Funktion haben auch bei Vermeidung eines durch VT/VF bedingten plötzlichen Herztodes eine hohe kardiale Letalität. Daher sollten Patienten, die nicht medikamentös rekompensierbar sind (Stadium IV der Herzinsuffizienz nach NYHA), keinen ICD erhalten, wenn dieser nicht als Überbrückung zur Herztransplantation dienen soll. Die prophylaktische sogenannte „Bridge-to-transplant"-Indikation ist nicht durch eine prospektive randomisierte Studie belegt (16, 36). Aber

Tab. 1 ICD-Indikationen in Abhängigkeit von der klinischen Arrhythmie

		Indikationsklasse		
		etabliert	möglich	nicht indiziert
Herz-Kreislauf-Stillstand (10, 11, 20, 34, 38, 41)				
● VT/VF dokumentiert		A		
einmalige/vermeidbare Ursache				C
akuter Myokardinfarkt ≤ 48 Std.				C
WPW-Syndrom				C
● VT/VF nicht dokumentiert				
Defibrillation „erfolgreich"		B		
VT/VF induzierbar		B		
Ventrikuläre Tachykardie (10, 11, 38, 41)				
● Mit hämodynamischer Wirksamkeit (Schock, Synkope) (10, 11, 38)		A		
● Ohne hämodynamische Wirksamkeit				
linksventrikuläre Ejektionsfraktion	< 35–40 % (10, 11, 38)	B		
	> 35–40 % (4)		B	
● unaufhörlich*				C
● nicht anhaltend				
– EF ≤ 35–40 % chronischer Verlauf nach Myokardinfarkt, induzierbar, nicht supprimierbar (28)		B		
– EF ≤ 35–40 % nach Myokardinfarkt, induzierbar, supprimierbar (8)			B	
– kein ausgeprägtes Risikoprofil für plötzlichen Herztod				C
● idioventrikulärer Rhythmus				C
● idiopathisch				C
Synkope ohne dokumentierte ventrikuläre Tachyarrhythmie nach vorherigem Ausschluß anderer Ursachen (19, 23, 26)				
● VT/VF induzierbar				
linksventrikuläre Ejektionsfraktion	≤ 40 %	B		
	> 40 %		C	
● VT/VF nicht induzierbar				
linksventrikuläre Ejektionsfraktion	≤ 40 %		C	
	> 40 %			C
Asymptomatischer Risikopatient				
● Postinfarktpatient mit Spätpotential im signalgemittelten EKG, EF ≤ 35 % und geplanter ACB-Operation (2)		A		
● Patient mit DCM, EF ≤ 30 %, NYHA I–III (19)			B	
● Patient mit einer Familienanamnese für plötzlichen Herztod, insbesondere in Zusammenhang mit genetisch mitbestimmten Krankheitsbildern wie z. B. hypertropher Kardiomyopathie, QT-Intervall-Syndrom oder Brugada-Syndrom			C	

A = Empfehlung basiert auf randomisierter(n) Studie(n) unter Einschluß großer Patientenzahlen, ACB = aortokoronarer Bypass, B = Empfehlung basiert auf einer oder zwei randomisierten Studien ohne Einschluß großer Patientenzahlen oder auf einer guten Analyse von nicht randomisierten Studien oder Patientenregistern, C = Empfehlung basiert in erster Linie auf dem Konsens der Experten, EF = Ejektionsfraktion, NYHA = New York Heart Association, VT = ventrikuläre Tachykardie, VF = Kammerflimmern, WPW = Wolff Parkinson White, I = Behandlung mit einem ICD ist allgemein als effektiv und vorteilhaft für den Patienten akzeptiert. Alternative Therapien haben sich als nicht gleichwertig erwiesen, II = über den für den Patienten aus einer Therapie mit einem ICD sich ergebenden Benefit besteht kein Konsens bzw. alternative Therapien können in Erwägung gezogen werden, III = Behandlung mit einem ICD ist nicht indiziert, da kein Nutzen für den Patienten zu erwarten ist, unter Umständen ist die Therapie sogar schädlich, * nach erfolgreicher medikamentöser oder ablativer Behandlung der unaufhörlichen VT sollte wegen der Gefahr von VT-Rezidiven eine ICD-Implantation erwogen werden.

auch Patienten mit ausgeprägter Einschränkung der linksventrikulären Funktion bzw. ausgeprägter Herzinsuffizienz zeigen häufig adäquate ICD-Therapien (6).

4. Hypertrophe Kardiomyopathie (HCM)

Eine prospektive, randomisierte Studie zur ICD-Therapie bei Patienten mit HCM existiert nicht. In den unabhängig von der Grunderkrankung durchgeführten Studien kamen nicht in nennenswertem Umfang Patienten mit HCM vor. Adäquate Schocks bei einem bedeutenden Anteil von ICD-Patienten mit HCM und zuvor durchgemachtem Herzkreislaufstillstand, dokumentierten VT/VF oder Synkopen lassen aber einen Nutzen der ICD-Therapie auch bei diesen Patienten vermuten (13, 32, 35). Ein Schutz vor dem plötzlichen Herztod durch alleinige Verbesserung der Hämodynamik (β-Blocker, Verapamil, DDD-Schrittmacher, transkutane Infarzierung des Septums mittels Kathetertechnik, transaortale Myektomie) und/oder antiarrhythmische Therapie (Amiodaron) ist nicht belegt. Auch bei Patienten ohne Herzkreislaufstillstand kann im Einzelfall eine ICD-Implantation erwogen werden, wenn sie Synkopen und induzierbare VT/VF oder einen familiär gehäuften plötzlichen Herztod aufweisen (44).

5. Arrhythmogene rechtsventrikuläre Kardiomyopathie (ARCM)

Eine prospektive, randomisierte Studie zur ICD-Therapie bei Patienten mit ARCM existiert nicht. In den unabhängig von der Grunderkrankung durchgeführten Studien waren nur sehr wenige Patienten mit ARCM eingeschlossen worden. Adäquate Schocks bei einem bedeutenden Anteil von ICD-Patienten mit ARCM und zuvor durchgemachtem Herzkreislaufstillstand, hämodynamisch schlecht tolerierten oder nicht medikamentös supprimierbaren VTs und ausgeprägter angiographischer Dysplasie lassen aber einen Nutzen der ICD-Therapie auch bei diesen Patienten vermuten (23, 42). Bei Patienten mit hämodynamisch tolerierten und induzierbaren VTs ohne ausgeprägte angiographische Dysplasie kann alternativ eine Katheterablation und/oder antiarrhythmische medikamentöse Behandlung unter Überprüfung der Induzierbarkeit der VT diskutiert werden.

6. QT-Syndrom

Eine prospektive, randomisierte Studie zur ICD-Therapie bei Patienten mit QT-Syndrom existiert nicht. In den unabhängig von der Grunderkrankung durchgeführten Studien waren nur einzelne Patienten mit QT-Syndrom eingeschlossen worden. Da die Prognose dieser Patienten ohne Auftreten von VTs exzellent ist, kommt einer Kontrolle über die Torsade-de-pointes-VTs eine herausragende Bedeutung zu. Patienten, die trotz adäquater β-Blocker-Therapie, AAI Stimulation und/oder linksseitiger zerviko-thorakaler Sympathektomie ein Rezidiv einer anhaltenden VT oder einer Synkope erleiden, sollten einen ICD erhalten (17). Bei Patienten mit Herzkreislaufstillstand oder einer familiären Häufung des plötzlichen Herztodes kann auch die primäre Verwendung eines ICDs diskutiert werden.

7. Idiopathisches Kammerflimmern und idiopathische ventrikuläre Tachykardie

Eine prospektive, randomisierte Studie zur ICD-Therapie bei Patienten mit idiopathischem Kammerflimmern existiert nicht. In den unabhängig von der Grunderkrankung durchgeführten Studien waren nur wenige Patienten mit idiopathischem Kammerflimmern eingeschlossen worden. Da die Prognose dieser Patienten ohne Auftreten von VF exzellent ist, Rezidive aber häufig sind, kommt einer Kontrolle von VF-Rezidiven eine herausragende Bedeutung zu (31). Eine zuverlässige Kontrolle von VF-Rezidiven durch β-Blocker oder Antiarrhythmika der Klasse I oder III ist umstritten, so daß die Implantation eines ICDs erwogen werden sollte (1, 12, 24, 25, 33, 39, 40, 43). Ähnliches gilt für Patienten mit dem sogenannten Brugada-Syndrom (7). Dagegen sollte für Patienten mit einer monomorphen idiopathischen rechts- oder linksventrikulären Tachykardie primär die Katheterablation erwogen werden (16) bzw. im Einzelfall eine medikamentöse Therapie erfolgen.

Literatur

1. Belhassen B, Viskin S (1993) Idiopathic ventricular tachycardia and fibrillation. J Cardiovasc Electrophysiol 4:356–368
2. Bigger JT, for the Coronary Artery Bypass Graft (CABG) Patch Trial Investigators (1997) Prophylactic use of implanted cardiac defibrillators in patients at high risk for ventricular arrhythmias after coronary artery bypass graft surgery. N Engl J Med 337:1569–1575
3. Böcker D, Block M, Isbruch F, Wietholt D, Hammel D, Borggrefe M, Breithardt G (1993) Do patients with an implantable defibrillator live longer? J Am Coll Cardiol 21:1638–1648
4. Böcker D, Block M, Isbruch F, Fastenrath C, Castrucci M, Hammel D, Scheld HH, Borggrefe M, Breithardt G (1995) Benefits of treatment with implantable cardioverter defibrillators in patients with stable ventricular tachycardia without cardiac arrest. Br Heart J 73:158–163
5. Böcker D, Haverkamp W, Block M, Borggrefe M, Breithardt G (1996) Comparison of d,l Sotalol and implantable defibrillators for treatment of sustained ventricular tachycardia of fibrillation in patients with coronary artery disease. Circulation 94:151–157
6. Böcker D, Bänsch D, Heinecke A, Weber M, Brunn J, Hammel D, Borggrefe M, Breithardt G, Block M (1998) Potential benefit from ICD therapy in patients with and without heart failure. Circulation 97:98:1636–1643
7. Brugada J, Brugada R, Brugada P (1998) Right bundle-branch block and ST-segment elevation in leads V1 through V3: a marker for sudden death in patients without demonstrable structure heart disease. Circulation 97:547–560
8. Buxton A (1999) Ergebnisse der MUSTT-Studie. ACC 1999, New Orleans
9. Chen X, Shenasa M, Borggrefe M, Block M, Hindricks G, Martinez-Rubio A, Haverkamp W, Willems S, Böcker D, Mäkijärvi M, Breithardt G (1994) Role of programmed ventricular stimulation in patients with idiopathic dilated cardiomyopathy and documented sustained ventricular tachyarrhythmias: Inducibility and prognostic value in 102 patients. Eur Heart J 15:76–82
10. Connolly SJ, Gent M, Roberts RS, Dorian P, Green MS, Klein GJ, Mitchell LB, Sheldon RS, Roy D (1993) Canadian Implantable Defibrillator Study (CIDS): Study design and organization. Am J Cardiol 72:103F–108F
11. Connolly SJ (1998) The Canadian Implantable Defibrillator Study. Presented at the American College of Cardiology 47th Annual Scientific: March 1998: Atlanta, USA
12. Crijns HJGM, Wiesfeld ACP, Posma Jl, Lie KI (1995) Favourable outcome in idiopathic ventricular fibrillation with treatment aimed at prevention of high sympathetic tone and suppression of inducible arrhythmias. Br Heart J 74:408–412
13. Fananapazir L, Epstein SE (1991) Hemodynamic and electrophysiologic evaluation of patients with hypertrophic cardiomyopathy surviving cardiac arrest. Am Coll Cardiol 67:280-287
14. Giorgberidze I, Saksena S, Krol RB, Munsif AN, Kolettis T, Mathew P, Varanasi S, Prakash A, Delfaut P, Lewis CB (1997) Risk stratification and clinical outcome of minimally symptomatic and asymptomatic patients with nonsustained ventricular tachycardia and coronary disease. A prospective single-center study. Am J Cardiol 80:3F–9F
15. Gregoratos G, Cheitlin MD, Conill A, Epstein AE, Fellows C, Ferguson TB Jr., Freedman RA, Hlatky MA, Naccarelli GV, Saksena S, Schlant RC, Silka MJ (1998) ACC/AHA guidelines for implantation of cardiac pacemakers and antiarrhythmic devices: a report of the American College of Cardiology/American Heart Association Task Force on Practice Guidelines (Committee on Pacemaker Implantation). J Am Coll Cardiol 31:1175–1209
16. Grimm M, Wieselthaler G, Avanessian R, Grimm G, Schmidinger H, Schreiner W, Podczeck A, Wolner E, Laufer G (1995) The impact of implantable cardioverter defibrillators on mortality among patients on the waiting list for heart transplantation. J Thorac Cardiovasc Surg 110:532–539
17. Groh WJ, Silka MJ, Oliver RP, Halperin BD, McAnulty JH, Kron J (1996) Use of implantable cardioverter-defibrillators in the congenital long QT syndrome. Am J Cardiol 78:703–706
18. Klein LS, Shih HT, Hackett FK, Zipes DP, Miles WM (1992) Radiofrequency catheter ablation of ventricular tachycardia in patients without structural heart disease. Circulation 85:1666–1674
19. Knight BP, Strickberger SA, Daoud EG, Goyal R, Souza J, Zivin A, Morady F (1997) Outcome of patients with nonischemic dilated cardiomyopathy and unexplained syncope treated with an implantable cardioverter defibrillator. Circulation 96(Suppl):I-708
20. Kuck KH (1998) The Cardiac Arrest Study Hamburg. Presented at the American College of Cardiology 47th Annual Scientific: March 1998: Atlanta, USA
21. Kuck KH (1998) The Cardiomyopathy Trial. Presented at the German Society of Cardiology 63th Annual Scientific: April 1998: Mannheim, Germany
22. Levine JH, Waller T, Hoch D, Greenberg S, Goldberger J, Kadish A (1996) Implantable cardioverter defibrillator: use in patients with no symptoms and at high risk. Am Heart J 131:59–65
23. Link MS, Costeas XF, Griffith JL, Colburn CD, Estes III NAM, Wang PJ (1997) High incidence of appropriate implantable cardioverter defibrillator therapy in patients with syncope of unknown etiology and inducible ventricular arrhythmias. J Am Coll Cardiol 29:370–375
24. Meissner MD, Lehmann MH, Steinmann RT, Mosteller RD, Akhtar M, Calkins H, Cannom DS, Epstein AE, Fogoros RN, Liem LB, Marchlinski FE, Myerburg RJ, Veltri EP (1993) Ventricular fibrillation in patients without significant structural heart disease: A multicenter experience with implantable cardioverter-defibrillator therapy. J Am Coll Cardiol 21:1406–1412
25. Mewis C, Kühlkamp V, Spyridopoulos I, Bosch RF, Seipel L (1998) Late outcome of survivors of idiopathic ventricular fibrillation. Am J Cardiol 81:999–1003
26. Militianu A, Salacata A, Seibert K, Kehoe R, Baga JJ, Meissner MD, Pires LA, Schuger CD, Steinman RT, Mosteller RD, Palti AJ, David JB, Lessmeier TJ, Lehmann MH (1997) Implantable cardioverter defibrillator utilization among device recipients presenting exclusively with syncope or near-syncope. J Cardiovasc Electrophysiol 8:1087–1097
27. Mirowski M, Reid PR, Winkle RA, Mower MA, Watkins L, Stinson EB, Griffith LSC, Kallman CH, Weisfeldt ML (1983) Mortality in patients with implanted automatic defibrillators. Ann Int Med 98:585–588
28. Moss AJ, Hall WJ, Cannom DS, Daubert JP, Higgins SL, Klein H, Levine JH, Saksena S, Waldo AL, Wilber D, Brown MW, Heo M, for the Multicenter Automatic Defibrillator Implantation Trial Investigators (1996) Improved survival with an implanted defibrillator in patients with coronary disease at high risk for ventricular arrhythmia. N Engl J Med 335:1933–1940
29. Osswald S, Trouton TG, O'Nunain SS, Roelke M, Powell AC, Sosa-Suarez GE, McGovern BA, Garan H, Cannom DS, Ruskin JN (1996) Impact of the implantable cardioverter-defibrillator on long-term outcome in survivors of out-of-hospital cardiac arrest with idiopathic dilated cardiomyopathy. Eur J Card Pacing Electrophysiol 6:148–154
30. Powell AC, Fuchs T, Finkelstein DM, Garan H, Cannom DS, McGovern BA, Kelly E, Vlahakes GJ, Torchiana DF, Ruskin JN (1993) Influence of implantable cardioverter defibrillators on the long term prognosis of survivors of out of hospital cardiac arrest. Circulation 88:1083–1092
31. Priori SG, Paganini V, Boccalatte L, Schwartz PJ (1995) Idiopathic ventricular fibrillation: From anecdotal reports to a

prospective evaluation. G Ital Cardiol 25: 149–158
32. Primo J, Geelen P, Brugada J, Filho AL, Mont L, Wellens F, Valentino M, Brugada P (1998) Hypertrophic cardiomyopathy: Role of the implantable defibrillator. J Am Coll Cardiol 31:1081–1085
33. Schneider MAE, Siebels J, Rüppel R, Kuck KH, and the CASH Investigators (1993) Idiopathic ventricular fibrillation: Risk stratification and 24 months follow up in 16 patients. PACE 16:949
34. Siebels J, Kuck KH (1994) Implantable cardioverter defibrillator compared with antiarrhythmic drug treatment in cardiac arrest survivors (the Cardiac Arrest Study Hamburg). Am Heart J 127:1139–1144
35. Silka MJ, Kron J, Dunnigan A, Dick M II (1993) Sudden cardiac death and the use of implantable cardioverter defibrillators in pediatric patients. Circulation 87:800–807
36. Sweeney MO, Ruskin JN, Garan H, McGovern BA, Guy ML, Torchiana DF, Vlahakes GJ, Newell JB, Semigran MJ, Dee GW (1995) Influence of the implantable cardioverter/defibrillator on sudden death and total mortality in patients evaluated for cardiac transplantation. Circulation 92: 3273–3281
37. The Cardiomyopathy Trial Investigators (1993) Cardiomyopathy Trial. PACE 16 (Pt II):576–581
38. The Antiarrhythmics Versus Implantable Defibrillators (AVID) Investigators (1997) A comparison of antiarrhythmic drug therapy with implantable defibrillators in patients resuscitated from near fatal ventricular arrhythmias. N Engl J Med 337:1576–1583
39. Tsai CF, Chen SA, Tai CT, Chiang CE, Ding YA, Chang MS (1998) Idiopathic ventricular fibrillation: clinical, electrophysiologic characteristics and long-term outcomes. Int J Cardiol 64:47–55
40. Wever EF, Hauer RN, Oomen A, Peters RH, Bakker PF, Robles de Medina EO (1993) Unfavorable outcome in patients with primary electrical disease who survived an episode of ventricular fibrillation. Circulation 88:1021–1029
41. Wever EFD, Hauer RNW, van Capelle FJL, Tijssen JGP, Crijns HJGM, Algra A, Wiesfeld ACP, Bakker PFA, Robles de Medina EO (1995) Randomized study of implantable defibrillator as first choice therapy versus conventional strategy in postinfarct sudden death survivors. Circulation 91: 2195–2203
42. Wichter T, Breithardt G, Block M, Haverkamp W, Borggrefe M (1994) Management of patients with arrhythmogenic right ventricular cardiomyopathy – results in 127 patients. New Trends in Arrhythmias 9:749–755
43. Wichter T, Borggrefe M, Block M, Oen H, Böcker D, Breithardt G (1996) Implantable cardioverter-defibrillator therapy improves long-term prognosis of patients with idiopathic ventricular fibrillation. Eur Heart J 17(Suppl):504
44. Zhu DW, Sun H, Hill R, Roberts R (1998) The value of electrophysiology study and prophylactic implantation of cardioverter defibrillator in patients with hypertrophic cardiomyopathy. PACE 21:291–302

D Fahrtüchtigkeit

Einschränkungen des Fahrverhaltens können sich negativ auf die Lebensqualität von ICD-Patienten auswirken (1, 2). In Deutschland ereignen sich pro Jahr etwa 10 000 tödliche Verkehrsunfälle. Die überwiegende Mehrheit dieser Verkehrsunfälle ist durch nichtmedizinische Ursachen wie Müdigkeit und Alkohol bedingt, während nur etwa 5% der tödlichen Verkehrsunfälle medizinische Ursachen (z. B. Epilepsie, Rhythmusstörungen etc.) zugrunde liegen. Somit stellt der rhythmogen bedingte plötzliche Herztod beim Autofahren ein seltenes Ereignis in der Gesamtbevölkerung dar (3). Weniger als 2% der plötzlichen Bewußtseinsverluste führen zum Tod bzw. zu schweren Verletzungen. Nicht hinreichend geklärt ist, ob bestimmte Risikopatienten, wie z. B. ICD-Träger, für eine höhere Arrhythmie-bedingte Unfallrate verantwortlich sind. Zur Beurteilung der Fahrtauglichkeit bzw. der Risikoeinschätzung sind die Häufigkeit und der Zeitverlauf der Arrhythmierezidive, das Auftreten einer Arrhythmie-bedingten Synkope (4), das Risiko eines Arrhythmie-verursachten Unfalls und die Wahrscheinlichkeit, daß der Unfall zu einer schweren Verletzung bzw. zum Tod des Patienten oder anderer Verkehrsteilnehmer führt, zu beachten (5).

Wenn ein Fahrerlaubnisbewerber(in) oder -inhaber(in) unter Herzrhythmusstörungen leidet, die anfallsweise zu wiederholter Unterbrechung der Blutversorgung des Gehirns führen und damit Ursache von Präsynkopen oder Synkopen werden können, so ist er (sie) nicht in der Lage, den gestellten Anforderungen zum Führen von Kraftfahrzeugen gerecht zu werden. Grundlage der Beurteilung sollte in jedem Fall eine eingehende internistisch-kardiologische Untersuchung einschließlich eines 24-Stunden-Langzeit-EKG und eventuell zusätzlicher Spezialuntersuchungen sein (6).

Nach erfolgreicher Behandlung der Rhythmusstörungen durch einen ICD kann angenommen werden, daß der Betroffene bedingt wieder in der Lage ist, privat Auto zu fahren, wenn die Herzfunktion über 6 Monate normalisiert blieb und die durch die Unterbrechung der Blutversorgung des Gehirns entstandenen Symptome nicht wieder aufgetreten sind. In Tabelle 2 sind die Empfehlungen zur Fahrtauglichkeit von ICD-Patienten zusammenfassend dargestellt. Basierend auf diesen Empfehlungen wird eine Klassifizierung zur Kraftfahreignung von ICD-Patienten vorgeschlagen (7, 8). Bei Patienten der Kategorie I besteht derzeit keine eindeutige Einschränkung der Fahrerlaubnis, da das Risiko einer ICD-Entladung mit relevanter hämodynamischer Beeinträchtigung bei dieser Patientengruppe (prophylaktische Implantation) als gering eingestuft wird. Nach entsprechender Erholung von dem operativen Eingriff (in der Regel etwa nach 3 Monaten) ist die Fahrtüchtigkeit wieder gegeben. Kategorie II beinhaltet ein Fahrverbot für einen definierten Zeitraum. Für die Kategorie II A mit niedrigem Risiko bei Fehlen von Arrhythmierezidiven wird ein Fahrverbot für 6 Monate ausgesprochen und für die Kategorie II B mit einem mittleren Risiko wird ein Fahrverbot bis zum Nachweis der Symptomfreiheit (d. h. z. B. Fehlen von Präsynkopen und Synkopen) unter der ICD-Therapie empfohlen. Die Kategorie III umfaßt Patienten mit einem sehr hohen Risiko für hämodynamisch instabile tachykarde Rhythmusstörungen, die einem generellen Fahrverbot unterliegen.

Tab. 2 Empfehlungen zur Fahrtauglichkeit von ICD-Patienten

Kategorie	Patienten	Empfehlungen
I:	Prophylaktische Implantation	Keine Einschränkungen
II:	Alle anderen ICD-Patienten	Fahrverbot für einen bestimmten Zeitraum
A:	Niedriges Risiko: kein Rezidiv	6 Monate
B:	Mittleres Risiko: Patienten mit gut tolerierten VTs	Bis zum Nachweis der Symptomfreiheit unter ICD-Therapie
III:	Hohes Risiko: instabile VT	Generelles Fahrverbot

Darüber hinaus gilt, daß die Voraussetzungen zur Bewältigung der Anforderungen im Personen- und Güterverkehr in der Regel für ICD-Patienten der Kategorie II und III nicht mehr gegeben sind.

Literatur

1. Jung W, Lüderitz B. (1996) Quality of life and driving in recipients of the implantable cardioverter-defibrillator. Am J Cardiol 78: 51–56
2. Jung W, Deister A, Grädtz S, Manz M, Lüderitz B. (1995) Lebensqualität und psychosoziale Probleme bei der Betreuung von Patienten mit implantierbarem Kardioverter-Defibrillator. Herzschr Elektrophys 6 (Suppl 1):21–28
3. Jung W, Lüderitz B. (196) Driving and the implantable cardioverter defibrillator. Lancet 348:687–688
4. Bänsch D, Brunn J, Castrucci M, Weber M, Gietzen F, Borggrefe M, Breithardt G, Block M. (1998) Syncope in patients with an implantable cardioverter-defibrillator: incidence, prediction and implications for driving restrictions. J Am Coll Cardiol 31:608–615
5. Jung W, Lüderitz B. (1996) European policy on driving for patients with implantable cardioverter-defibrillators. PACE 19:981–984
6. Schriftenreihe des Bundesministeriums für Verkehr: Krankheit und Kraftverkehr. Gutachten des Gemeinsamen Beirates für Verkehrsmedizin. 1996; Heft 73
7. Jung W, Anderson M, Camm J, Jordaens L, Petch M, Rosenqvist M, Santini M, Lüderitz B. (1997) Recommendations for driving of patients with implantable cardioverter defibrillators. Eur Heart J 18:1210–1219
8. Epstein AE, Miles WM, Benditt DG, et al (1996) Personal and public safety issues related to arrhythmias that may affect consciousness: implications for regulation and physician recommendations. A medical/scientific statement from the AHA and the NASPE. Circulation 94:1147–1166

E Empfehlungen zur Nachsorge

Eine qualitativ hochwertige Nachsorge ist bei ICD-Patienten unverzichtbar. Aufgaben der Nachsorge sind
(1) Überprüfung der Systemfunktionen,
(2) Programmierung der ICD-Funktionen zur individuellen Optimierung des klinischen Verlaufes und Minimierung von ICD-bezogenen Komplikationen und
(3) allgemeine ärztliche Betreuung.

Allgemeine Voraussetzungen:

Wie im Rahmen der Herzschrittmacher-Nachsorge werden auch die Defibrillatoren ausschließlich mit firmeneigenen Geräten abgefragt und programmiert. Das setzt voraus, daß ein Nachsorgezentrum über ein möglichst breites Arsenal von ICD-Kontrollgeräten verfügt, um vor allem im Notfall eine zeitgerechte adäquate Versorgung aller ICD-Patienten gewährleisten zu können.

Die Systemabfrage und Programmierung sollte ausschließlich von Ärzten vorgenommen werden, die intensiv in dem Umgang mit den jeweiligen Programmiergeräten geschult wurden und durch Mitarbeit in einer ICD-Sprechstunde große Erfahrung erworben haben. Da nicht nur die ICD-Systeme ständigen Innovationen unterworfen sind, sondern auch die Programmiergeräte laufend Softwareveränderungen erfahren, wird besonderer Wert auf wiederholte Schulungen gelegt.

Neben der Beherrschung der ICD-Nachsorgetechnologie sollten die nachsorgenden Zentren eine langjährige klinische Erfahrung im Umgang mit ICD-Patienten haben. Eingehende Kenntnisse bezüglich Indikationsstellungen, Implantationstechniken sowie alternativer antiarrhythmischer Therapieverfahren (Pharmakotherapie, Ablation) sollten in mehrjähriger Mitarbeit in größeren elektrophysiologischen Zentren erworben worden sein.

Die ICD-Nachsorge erfolgt in aller Regel ambulant. Vornehmlich sollten die Zentren an Kliniken angesiedelt sein, an denen auch ICD-Implantationen vorgenommen werden oder an denen zumindest große Erfahrungen im Umgang mit Patienten mit Herzrhythmusstörungen bestehen. Erfolgt die Nachsorge in einer kardiologischen Praxis, so ist auf einen engen Kontakt zwischen der Praxis und einem ICD-Implantationszentrum zu achten.

Bei der Nachsorge werden routinemäßige, dringliche und notfallmäßige Vorstellungen der ICD-Patienten unterschieden. Entsprechend ist eine 24stündige Notfallbereitschaft vorzuhalten.

Routinemäßige Vorstellung:

Die Intervalle für routinemäßige Vorstellungen hängen einerseits von dem klinischen Zustand des Patienten sowie dem jeweiligen ICD-Modell ab. Im allgemeinen finden die Kontrollen heute alle 3–6 Monate statt. Geprüft werden Batteriestatus, elektiver Austauschindikator, Speicher für tachykarde Ereignisse sowie bradykarde Funktionsparameter. Darüber hinaus wird eine allgemeine Anamnese inklusive Fragen zur psychischen Befindlichkeit vorgenommen und es erfolgt ein klinischer Status mit ICD-Tascheninspektion.

Ergänzend wird empfohlen, daß die Patienten und deren Angehörige Schulungen über allgemeine Funktionsweise der Defibrillatoren, spezielle Störquellen sowie Verhaltensweisen bei Interventionen erhalten. Bewährt haben sich diese Schulungen, wenn sie in Form von Gruppenseminaren durchgeführt werden.

Notfallmäßige Vorstellung:

Eine notfallmäßige Vorstellung wird notwendig, wenn eine der folgenden Situationen eintritt:
– häufige Schocks, innerhalb von kurzer Zeit (Stunden);
– anhaltende Tachykardie;
– neu aufgetretene oder Verschlimmerung einer vorbestehenden Herzinsuffizienz;
– Synkope nach Defibrillator-Implantation.

Dringende Vorstellung:

Eine dringende Vorstellung ist erforderlich, wenn eine der folgenden Situationen auftritt:
– Verdacht auf Infektion des Defibrillatorsystems;
– erster Schock;
– mehrere ICD-Interventionen in kürzerem Zeitraum (Tage);
– neu aufgetretener irregulärer Herzrhythmus;
– zunehmende psychische Belastung.

Qualitätssicherung:

Unabhängig von speziellen Qualitätssicherungsmaßnahmen, wie sie in jeder Klinik im Zusammenhang mit der Nachsorge von ICD-Patienten durchgeführt werden, wird in Übereinstimmung mit den europäischen Richtlinien für jeden ICD-Patienten die Teilnahme an dem europäischen Register für implantierbare Defibrillatoren (EURID) gefordert. Dieses Register ermöglicht das rechtzeitige Erkennen von technischen Fehlern der ICD-Systeme, Standardisierung operativer Techniken und Nachsorge und eine Aktualisierung von Empfehlungen zur Indikation einer ICD-Implantation. Es dient damit auch für die Zukunft als Basis einer individuellen Entscheidungshilfe, insbesondere dort, wo kontrollierte Studienergebnisse nicht vorliegen.

MIX
Papier aus verantwortungsvollen Quellen
Paper from responsible sources
FSC® C105338

If you have any concerns about our products,
you can contact us on
ProductSafety@springernature.com

In case Publisher is established outside the EU,
the EU authorized representative is:
**Springer Nature Customer Service Center GmbH
Europaplatz 3, 69115 Heidelberg, Germany**

Printed by Libri Plureos GmbH
in Hamburg, Germany